Dr. Christian Jessen
Die 200 häufigsten Fragen an Ärzte

Dr. Christian Jessen

Die 200 häufigsten Fragen an Ärzte

Hilfreich, tabufrei, unterhaltsam beantwortet

Aus dem Englischen
von Michael Adrian und
Friederike Moldenhauer

Anaconda

Lizenzausgabe mit freundlicher Genehmigung
Originaltitel: »Can I Just Ask«

Die Deutsche Nationalbibliothek verzeichnet diese Publikation in der Deutschen Nationalbibliografie; detaillierte bibliografische Daten sind im Internet unter http://dnb.d-nb.de abrufbar.

Umschlagmotiv: istock.com / South_agency
Umschlaggestaltung: Druckfrei. Dagmar Herrmann, Bad Honnef
Satz und Layout: InterMedia – Lemke e. K., Heiligenhaus
Printed in Czech Republic 2019
ISBN 978-3-7306-0766-4
www.anacondaverlag.de
info@anacondaverlag.de

Inhalt

Vorwort

Im Leben eines Arztes gibt es eine Konstante, der jeder Mediziner zustimmen würde: Wir sind niemals nicht im Dienst. Damit meine ich nicht, dass wir zu Hilfe eilen müssen, wenn jemand auf der Straße zusammenbricht, oder dass wir verpflichtet sind, einem Mitreisenden im Flugzeug beizuspringen, der plötzlich krank wird – obwohl das natürlich der Fall ist. Ich spreche von unserem privaten Alltag, von alltäglichen Gesprächen. Wie oft mutieren Familientreffen zu Sprechstunden im Kleinformat, in denen Brüder nach diesem Leberfleck oder jener Schwellung fragen, Tanten gerne wüssten, welche die beste Hormonersatztherapie für sie ist, und von Haus aus misstrauische Großeltern gerne überprüfen würden, ob ihr Hausarzt kompetent genug ist, um ihnen die richtigen Blutdruckmedikamente zu verschreiben. Bei nahezu jeder erdenklichen Gelegenheit werden wir, sobald wir unseren Beruf verraten haben, mit Fragen bestürmt – und zwar Hunderten von Fragen, ungelogen. Abendgesellschaften sind definitiv am schlimmsten. Je mehr Wein die Gäste intus haben, desto gewagter werden ihre Fragen – und man spürt, es geht um Dinge, die sie seit Jahren unbedingt in Erfahrung bringen möchten, aber nur unter dem befreienden Einfluss von Wein und gutem Essen über die Lippen bringen, nicht jedoch in der nüchternen Atmosphäre ihrer Hausarztpraxis.

Das brachte mich ins Grübeln. Vielleicht könnten wir Ärzte uns eine Menge Worte sparen, wenn ich einmal die ganzen Fragen sammelte, die man uns immer wieder stellt. Vielleicht könnte daraus ein nützliches Nachschlagewerk werden? Von wem sonst sollte man all diese

Dinge in Erfahrung bringen? Man bekommt schließlich keinen Termin beim Arzt, um sich nach der Funktion des Appendix zu erkundigen. Vielleicht erscheinen einem die eigenen Fragen ja auch zu dämlich, um irgendjemanden mit ihnen zu behelligen. *(Bleibt Kaugummi wirklich sieben Jahre lang im Organismus, wenn man ihn verschluckt hat?)* Vielleicht hat jemand auch eine Frage, die ein wenig makaber ist und zu Stirnrunzeln Anlass geben könnte. *(Kacken wir uns selbst voll, wenn wir sterben ?)* Oder eine, die so peinlich ist, dass sich einem bei der Vorstellung, sie jemals irgendeiner menschlichen Seele anzuvertrauen, alles zusammenzieht. *(Warum riecht mein Scheidenausfluss so schlecht?)* Das Internet bietet Berge an Informationen, aber wie weiß man, ob eine bestimmte Website zuverlässig und auf dem neuesten Stand ist?

Also beschloss ich, die vorliegende Sammlung der gängigsten und kuriosesten Fragen zusammenzustellen, die an uns Ärzte gerichtet werden. Ich sprach mit Kollegen und notierte mir viele der Dinge, die man während oder außerhalb der Sprechstunde von mir wissen will. Ich sah alte Briefe und E-Mails durch und versuchte, mich an jeden Menschen zu erinnern, der mich einmal auf der Straße oder auf einer Party mit einer Frage angesprochen hat. Ich versuchte mir so viele feuchtfröhliche Abendessen wie möglich ins Gedächtnis zu rufen. Und ich versah das Ergebnis mit zahlreichen Top-Ten-Listen und Kästen mit interessanten Tatsachen und Zahlen, um Ihren Wissensdurst anzustacheln.

Jetzt müssen Sie also Ihren Mut nicht mehr zusammennehmen und können uns Ärzte an unseren freien Abenden die Medizin Medizin sein und stattdessen das Essen genießen lassen – auch wir plaudern ja privat lieber über *X Factor* als über X-Chromosomen. Denn hier ist alles zusammengetragen und in übersichtliche Kapitel unterteilt, in denen Sie hoffentlich die Antwort auf Ihr spezielles Rätsel finden werden. Das Buch behandelt Männer- und Frauenprobleme, Sex, Ernährung und Fitness sowie einige Kuriositäten, die in keine der üblichen Schubladen passen. *(Bekommt man wirklich eine Arthrose, wenn man mit den Knöcheln knackt?)* Wenn Sie bestimmte Beschwerden haben und mehr darüber wissen wollen, aber auch, wenn Sie einige außergewöhnliche Fakten über Ihren Körper erfahren möchten, dann ist dies hier das richtige Buch für Sie.

Beim Schreiben ist mir klargeworden, wie viele Mythen doch im Umlauf sind, die den falschen Rat erteilen, dieses oder jenes Verhalten würde Sie garantiert gesünder machen. Ich bin mir sicher, dass viele dieser Empfehlungen im besten Glauben ausgesprochen werden. Die Medizin hat jedoch große Fortschritte erzielt, und wir sollten derlei Unsinn wirklich nicht mehr verbreiten. Die Empfehlung, zwei Liter Wasser am Tag zu trinken, Kohlenhydrate zu meiden, wenn man abnehmen will, sich regelmäßig zu entgiften und es auch mal mit Homöopathie zu versuchen, sind nur einige der Standardsprüche in Sachen Gesundheit, denen blind Glauben geschenkt wird – und die in meinen Augen purer Humbug sind. Also versuche ich, so viele dieser gebetsmühlenartig wiederholten Weisheiten unseres Jahrhunderts abzudecken wie möglich. Und fragen Sie mich bitte gar nicht erst nach Chiropraktikern …

Dr. Christian Jessen
www.drchristianjessen.com

1. Das allgemeine Befinden

Warum wird bei Erkältungen immer empfohlen, Hühnersuppe zu essen?

Wenn wir essen, unterstützen wir unseren Körper nicht nur dabei, eine Erkältung zu bekämpfen, sondern tun auch etwas für unser Wohlbefinden. Niederländische Forscher haben herausgefunden, dass die Nahrungsaufnahme genau die Art von Immunreaktion anregt, die die erkältungsauslösenden Viren zerstört. Ihre Experimente zeigten, dass sich die Menge des *Gamma-Interferons* in unserem Körper sechs Stunden nach einer Mahlzeit vervierfacht. Dabei handelt es sich um eine Substanz, die von den infektionsbekämpfenden Zellen produziert wird. Sie spielt eine Rolle in dem Prozess, bei dem T-Zellen die von körperfremden Eindringlingen *(Pathogenen)* befallenen Zellen zerstören. Bei Menschen, die sich darauf beschränken, Wasser zu trinken, wenn sie erkältet sind, sinkt dagegen der Gamma-Interferon-Spiegel.

Aber nicht jede Kost ist gleich gut geeignet. Sie müssen auf eine gesunde, ausgewogene Ernährung achten. Seit Urzeiten gibt man den Bettlägerigen Hühnersuppe, und wie es scheint, aus gutem Grund: Hühnersuppe verfügt über entzündungshemmende Eigenschaften und vermag einigen Studien zufolge die Bewegung weißer Blutkörperchen zu hemmen, die zu einem Blutandrang und anderen unerwünschten Erkältungssymptomen führen kann.

Und was esse ich, wenn ich Fieber habe?

Die meisten Ärzte würden Ihnen zu einer normalen Ernährung raten, ob Sie nun Fieber haben oder nicht. Einige Forschungsergebnisse lassen sogar vermuten, dass es gefährlich sein kann, während einer Krankheit zu fasten. Wie wir aus der vorangegangenen Frage gelernt haben, kann eine verringerte Nahrungsaufnahme die Fähigkeit des Immunsystems behindern, auf eine Infektion zu reagieren: Auf diese Weise wird nämlich entscheidenden Zellen die nötige Energie vorenthalten, um jene Proteine zu produzieren, die Eindringlinge erkennen und als zu zerstörende markieren.

Warum haben wir überhaupt Ohrenschmalz? Und wie beseitigt man es am besten?

Ohrenschmalz ist eine nützliche Substanz, die unser Körper produziert, um die Ohren zu schützen und zu reinigen. Es hat mehrere wichtige Funktionen: Es schützt die zarte Haut des Gehörgangs, macht sie gleitfähig und reinigt sie, indem es Schmutzpartikel einfängt und Wasser abweist. Auch ist es geringfügig sauer und verfügt über antibakterielle Eigen-

Wussten Sie, dass …
Sie nach einer ausgiebigen Mahlzeit ein weniger feines Gehör haben? Viele Musiker und Sänger vermeiden es deshalb, vor einem Konzert zu essen.

schaften. Ohne Ohrenschmalz kann die Haut im Ohr trocken und rissig werden und sich infizieren. Oder sie kann sich mit Wasser vollsaugen und wund werden.

Normalerweise produziert Ihr Körper eine relativ konstante Menge Ohrenschmalz. Wenn Sie aber erkältet sind oder viele Allergien haben, dann kann es auch mal mehr werden. Dann kann es passieren, dass sich das Ohrenschmalz sammelt und einen Pfropf bildet, der Ihr Hörvermögen beeinträchtigt. Man hat eine von zwei Arten von Ohrenschmalz, trockenes oder feuchtes; die feuchte Art ist es, die das Ohr verstopfen kann. Benutzen Sie niemals Wattestäbchen, da diese das Schmalz nur tiefer in die Ohren drücken und zusammenpressen. Vergessen Sie auch diese sogenannten Ohrkerzen; die führen zu nichts weiter, als dass heißes Wachs auf Sie tropft. Mit Kaugummi kann man das Ohrenschmalz dazu bringen, sich zu lockern (indem man ihn kaut, nicht, indem man ihn sich ins Ohr drückt!), und ein paar Tropfen Olivenöl im Ohr werden es aufweichen und ihm dabei helfen, seinen Weg nach draußen zu finden.

Wenn ich fliege, habe ich immer einen stechenden Schmerz im Ohr. Zwar verschwindet er normalerweise nach der Landung ziemlich bald wieder, aber ich höre oft noch eine ganze Weile wie durch Watte. Warum ist das so, und was kann ich dagegen tun?

Die Höhenunterschiede beim Flug sind mit Druckunterschieden verbunden, die Sie in den Ohren spüren. Diese Unterschiede wirken sich für gewöhnlich stärker aus, wenn die eustachische Röhre oder Ohrtrompete, die Ohr und Nase verbindet, durch eine Erkältung oder Infektion verstopft ist.

Ich würde Ihnen raten, eine Stunde vor dem Start ein paar Nasentropfen zu nehmen. Während der Landung empfiehlt sich ein Kaugummi oder Bonbon, weil Sie dadurch permanent schlucken. Wenn Sie schlucken, öffnet sich die Ohrtrompete und sorgt für einen Druckausgleich, was Ihre Schmerzen lindert. Auch den Mund weit aufzusperren, als würden Sie gähnen, kann helfen. Vielleicht sollten Sie eine ärztliche Untersuchung in Erwägung ziehen, um zu überprüfen, ob Sie chronische Infektionen oder eine Nebenhöhlenentzündung haben.

Ich sehe Blut in meinem Urin. Was soll ich tun?

Zum Arzt gehen. Die häufigste Ursache hierfür ist eine Infektion, aber es gibt noch andere: Nieren- oder Blasensteine, eventuell sogar eine Geschwulst in der Blase. Das Wichtigste in diesem Zusammenhang: Blut im Urin ist nie »normal«. Es ist ein Zeichen dafür, dass etwas nicht stimmt und untersucht werden muss. Infektionen lassen sich einfach mit einem Antibiotikum behandeln, doch sollte dies unbedingt über Ihren Hausarzt erfolgen, der zumindest eine Laboruntersuchung Ihres Urins veranlassen wird. Zwar haben rund vier Prozent der Bevölkerung ohne erkennbare Ursache Blut im Urin, nur ist es in diesen Fällen in der Regel nicht mit bloßem Auge zu sehen, sondern wird eher mittels Teststäbchen entdeckt. Sichtbarem Blut im Urin sollte man immer auf den Grund gehen. Denken Sie aber bitte auch daran, dass einige Nahrungsmittel, wie zum Beispiel Rote Beete, Ihren Urin rosarot färben können. Irritierend, aber völlig harmlos.

Auf meinem Handrücken hat sich – schon vor einer ganzen Weile – ein kleiner harter Knoten gebildet. Was könnte das sein?

Das klingt nach einem wirklich weit verbreiteten Phänomen namens *Ganglion,* im Volksmund auch Überbein genannt. Dabei handelt es sich um eine mit Gelee gefüllte Zyste, die in der Nähe von Sehnen wächst, weshalb sie häufig am Handrücken anzutreffen ist. Ein Ganglion ist völlig ungefährlich, man kann es einfach sich selbst überlassen. Die historische Behandlungsmethode bestand darin, mit einem dicken Buch, etwa einer Bibel, fest daraufzuschlagen. Davon möchte ich Ihnen ausdrücklich abraten! Wenn es weh tut oder Probleme bereitet, kann ein Arzt es mit einer Nadel drainieren oder chirurgisch entfernen. Ansonsten ignorieren Sie es einfach, und es ist gut möglich, dass es sich im Lauf der Zeit von selbst zurückbildet.

Wussten Sie, dass …
nur rund ein Drittel der Menschheit über perfekte Sehkraft verfügt? Mit zunehmendem Alter nimmt dieser Anteil sogar noch deutlich ab.

Ich leide unter zwei Leistenbrüchen. Immer wieder bekomme ich zu hören, ich müsste abnehmen, weiß aber nicht, was ich dafür tun kann, ohne sie noch weiter zu verschlimmern.

Die meisten Eingeweidebrüche *(Hernien)* werden durch erhöhten Druck im Bauchraum verursacht, wie er durch eine große körperliche Anstrengung (zum Beispiel das Heben schwerer Gegenstände), Husten oder eine Verstopfung hervorgerufen werden kann. Auch Übergewicht trägt dazu bei, weil sich ein Großteil des überschüssigen Fettgewebes um den Darm im Bauch ablagert. Dies erhöht den Druck auf die Unterleibsmuskulatur, und der Darm wird durch eine beliebige Schwachstelle in der Bauchdecke herausgedrückt – ein Eingeweidebruch. Leistenbrüche sind vor allem bei Männern verbreitet, weil die Verlagerung der Hoden in den Hodensack vor oder nach der Geburt eine natürliche Schwachstelle in diesem Bereich zurückgelassen hat.

Sie müssen abnehmen und Ihr Gewicht unter Kontrolle behalten, damit der Bruch sich nicht verschlimmert – und um einen chirurgischen Eingriff zu erleichtern. Vermeiden Sie Übungen, bei denen Sie etwas heben, ziehen oder drücken müssen, weil sich dabei Ihre Kehle verschließt, was den Druck im Unterleib erhöht und den Bruch vergrößert. Ich würde Ihnen eine Art Aerobic-Programm empfehlen, eine halbe Stunde alle zwei Tage, wobei Schwimmen und ein Heimtrainer-Fahrrad für Sie am besten sind.

Ich habe Krampfadern an den Beinen. Werden sie schlimmer, wenn ich Gymnastik mache?

Nein, Gymnastik wird Ihre Krampfadern nicht verschlimmern. Tatsächlich kann Bewegung die Durchblutung Ihrer Beine verbessern, was Ihre Krampfadern womöglich weniger auffällig macht. Das Blut fließt durch die Arterien in Ihre Beine und kehrt durch die Venen zum Herzen zurück. In Ihren Venen befinden sich Klappen, die verhindern, dass das Blut in die falsche Richtung fließt. Krampfadern bilden sich, wenn diese Venenklappen nicht richtig arbeiten und die Venen anschwellen und sich ausdehnen. Wenn sie besonders unansehnlich oder schmerzhaft sind, kann man sie operativ entfernen lassen.

Meine Mutter und meine Großmutter haben Osteoporose, und ich befürchte, dass ich als Nächste dran bin. Ich bin 26 Jahre alt und möchte gerne wissen, was ich tun kann, um das zu verhindern.

Osteoporose (Knochenschwund) heißt, dass die Knochen dünner und schwächer werden, sodass sie leicht brechen können. Dieses Leiden kann Frauen nach den Wechseljahren befallen, weil sich in dieser Zeit ihr Hormonhaushalt verändert, einschließlich jener Hormone, die normalerweise Kalziumspiegel und Knochenstärke regulieren.

Um Knochenschwund zu vermeiden, gilt es zuallererst, auf seine Diät zu achten. Kalziumreiche Speisen wie grünes Gemüse, Nüsse und Sojaprodukte sind ausnahmslos zu empfehlen. Auch Milchprodukte und Fisch sind gute Kalziumquellen.

Wenn Sie glauben, nicht genügend Kalzium zu sich zu nehmen, und Milchprodukte in Ihrer Ernährung keine große Rolle spielen, können Sie zu einem Nahrungsergänzungsmittel mit Kalzium und Vitamin D greifen.

Der zweite wichtige Punkt, um starke Knochen zu behalten, sind Belastungsübungen. Je mehr davon Sie jetzt, in jungen Jahren, machen, desto stärker werden Ihre Knochen sein, wenn Sie älter werden.

Versuchen Sie es mit Walken, Joggen, Seilhüpfen, Krafttraining oder Aerobic und achten Sie darauf, dass Ihr Körpergewicht in einem gesunden Rahmen bleibt. Auch ein deutliches Untergewicht würde nämlich Ihr Risiko erhöhen.

Ich habe meinen Geruchssinn verloren. Ich kann mich an keinen Vorfall erinnern, der als Ursache in Frage käme, aber mir ist regelrecht die Freude am Essen verlorengegangen, weil ich nichts mehr richtig schmecke. Was könnte die Ursache hierfür sein?

Ein Riechverlust ist eine ernstzunehmende Sache, deren Ursache unbedingt geklärt werden muss. Die häufigsten Ursachen sind Naseninfektionen, Erkältungen und Heuschnupfen. Sie bewirken allerdings nur einen vorübergehenden Verlust des Geruchssinnes, der zurückkehren sollte, wenn die zugrundeliegende Problematik abgeklungen ist.

Manche Frauen können ihren Geruchssinn aufgrund einer Schilddrüsenunterfunktion verlieren, was sich durch Bluttests feststellen lässt. Dieses Problem kann man mit Medikamenten zum Ausgleich des Mangels an Schilddrüsenhormonen in den Griff bekommen. Die unheilvollste Ursache für einen Riechverlust ist ein Gehirntumor, der auf die Geruchsnerven in der Nasenwurzel drückt. Obwohl dies selten vorkommt, müssen Sie es abklären lassen, um diese Möglichkeit auszuschließen. Ich würde an Ihrer Stelle so schnell wie möglich den Hausarzt aufsuchen und mit den Untersuchungen beginnen.

Wussten Sie, dass …

jeder von uns seinen ganz eigenen, unverwechselbaren Geruch hat, von eineiigen Zwillingen abgesehen? Ein Neugeborenes kann seine Mutter an ihrem Geruch erkennen, und viele Menschen vermögen den Geruch ihrer besseren Hälfte sowie ihnen nahestehender Menschen genau auszumachen. Zum Teil ist unser Geruch genetisch bedingt, überwiegend jedoch setzt er sich aus Einflüssen von Umwelt, Ernährung und den bevorzugten Hygieneprodukten zusammen, deren Kombination für jeden von uns eine einzigartige chemische Mischung ergeben.

Ich hatte unlängst eine Operation in der Bauchgegend. Was kann ich tun, damit die Narbe kleiner und weniger auffällig wird?

Wenn Ihre Narbe noch relativ frisch ist, wird sie ziemlich dunkel und auffällig sein – das ist ganz normal. Narben beruhigen sich im Lauf der Zeit und werden blasser, was freilich zwischen einem halben und einem Jahr dauern kann. Die gute Nachricht ist, dass es einige Produkte gibt, die Ihnen helfen werden, wenn Sie nicht so lange warten können. Da sind zum einen Silikongelpflaster, die man auf die Narbe klebt, oder ein silikonbasiertes Gel namens Dermatix, das man zweimal täglich auf die Narbe aufträgt. Sie wirken binnen weniger Monate und sind teuer, können aber vor allem bei Verbrennungsnarben effektiv sein, wofür man sie in Krankenhäusern verwendet. Eine einfachere und preiswertere Lösung für Sie könnte in Bi-Oil oder Vitamin-E-Kapseln bestehen. Schneiden Sie die Kapseln auf und massieren Sie das Öl einmal täglich in die Narbe ein. Dies wird ihren Heilungsprozess fördern und sie wesentlich unauffälliger machen.

Wenn ich nervös werde, überziehen sich bei mir Gesicht, Hals, Brust und Arme mit großen roten Flecken, die leider höchst auffällig sind. Im Zusammenspiel mit Alkohol ist es noch schlimmer. Gibt es irgendetwas, das ich tun kann, um diese Form von Erröten zu verhindern?

Sie leiden unter einem *idiopathischen kraniofazialen Erythem,* oder einfacher gesagt, unter übermäßigem Erröten. Rund zehn Prozent der Bevölkerung scheinen hiervon betroffen zu sein. Verursacht wird es dadurch, dass sich die Blutgefäße in Ihrer Haut aufgrund von stress- oder druckbedingten chemischen Signalen und Nervensignalen erweitern. Das kann schwierig zu behandeln sein, doch wurden mit kognitiver Verhaltenstherapie (KVT) und Neurolinguistischem Programmieren (NLP) bereits beachtliche Erfolge erzielt. Auch besteht die Möglichkeit, die fürs Erröten zuständigen Nerven operativ zu durchtrennen. Der Eingriff ist nicht ohne Risiken, kann aber bei manchen Menschen gut funktionieren.

Ich habe sehr starken Mundgeruch, und das schon seit vielen Jahren. Er scheint von dem hinteren Bereich meines Mundes/meiner Zunge auszugehen. Kann man die Menge an Bakterien im Mund mit Antibiotika reduzieren, und lohnt es sich, das zu versuchen?

Mundgeruch ist ein Problem, das jeden einmal betreffen kann. Wir alle wissen, wie es ist, jemandem nahe zu kommen, der gerade ein Gericht mit reichlich Knoblauch und Zwiebeln zu sich genommen hat. Ihr Fall hört sich jedoch ein bisschen ernster an. Ich würde als Erstes eine gründliche Zahnuntersuchung vorschlagen, denn Zahnfleischerkrankungen und Karies gehören – neben Rauchen und übermäßigem Alkoholgenuss – zu den Hauptverursachern von Mundgeruch.

Auch eine Diät kann zu Mundgeruch führen, wofür die Atkins-Diät ein berüchtigtes Beispiel ist. Zu weiteren möglichen Ursachen zählen Leber- oder Nierenleiden und selbst manche Medikamente, wie etwa Antidepressiva, die die Speichelproduktion hemmen. Achten Sie darauf, dass Sie Ihre Zähne regelmäßig mit Zahnseide reinigen, und auch ein Zungenschaber könnte sich für Sie lohnen – wobei Sie

Wussten Sie, dass …
wir nicht schmecken können, was sich nicht in Spucke auflösen lässt? Damit ein Nahrungsmittel – oder sonst etwas – einen Geschmack hat, muss der Speichel Chemikalien aus dieser Substanz auflösen, um die Geschmacksnerven anregen zu können.

aber gewarnt sein sollten: Die Farbe und der Geruch von dem, was Sie bei der ersten Benutzung von Ihrer Zunge herunterholen, dürften Sie entsetzen!

Wenn Sie all dies probiert haben und nichts hilft, dann ist es möglich, dass Sie eine bakterielle Überwucherung im Mund haben, die Sie nur mit einem Antibiotikum namens Metronidazol loswerden. Für dieses Mittel brauchen Sie ein Rezept von Ihrem Hausarzt.

Ist Botox ungefährlich?

Jeder hat schon von Botox gehört, aber nicht jeder weiß, dass es sich dabei eigentlich um eine gereinigte Form jenes bakteriell erzeugten Giftstoffs handelt, der eine Lebensmittelvergiftung auslöst. Spritzt man es jedoch in Gesichtsfalten, dann paralysiert es zeitweise die darunterliegenden Muskeln und verringert somit die Bildung von Falten und Runzeln.

Es gibt nur sehr wenige Risiken im Zusammenhang mit Botox, doch würde ich auf jeden Fall empfehlen, dass man es sich nur von einem dafür ausgebildeten Arzt verabreichen lässt. Um ein zufriedenstellendes Resultat zu erzielen, braucht man eine gute Kenntnis der Gesichtsanatomie, und die Ergebnisse können sich von Arzt zu Arzt unterscheiden. Der Effekt ist nicht dauerhaft – er hält nur für maximal sechs Monate vor –, also richten Sie sich gleich darauf ein, dass Sie eine Auffrischung benötigen werden. Und vergessen Sie nicht, dass wie bei den meisten kosmetischen Maßnahmen auch hier die Regel gilt: Weniger ist mehr.

Was genau ist eine Bell-Lähmung?

Die Gesichtsmuskeln werden durch den Gesichtsnerv kontrolliert, der aus einer Öffnung im Schädel direkt unter und vor dem Ohr austritt. Von dort breitet er sich wie ein Fächer über das ganze Gesicht aus, wobei seine Äste zu jedem der vielen kleinen Muskeln reichen, die für unsere Mimik zuständig sind. Wird der Gesichtsnerv beschädigt, arbeiten all diese Gesichtsmuskeln nicht mehr. Die betroffenen Patienten können nicht mehr lächeln oder ein Auge nicht mehr richtig schließen.

Die mit Abstand verbreitetste Form dieser Art von Lähmung ist die Bell-Lähmung (auch *Fazialisparese* oder *Bell'sche Parese* genannt). Sie wird durch eine Entzündung des Gesichtsnervs an der Stelle verursacht, wo er aus dem Schädel austritt. Der genaue Auslöser für diese Entzündung mit anschließender Paralyse ist unbekannt. Bei Einsetzen der Beschwerden entwickelt der Patient eine plötzliche Lähmung der Gesichtsmuskeln, die jedoch nur eine Gesichtshälfte betrifft. Am Austrittspunkt des Nervs beim Ohr kann es zu einem leichten bis mäßigen Schmerz kommen, der aber nach einigen Tagen wieder abklingt. Auch eine Störung des Geschmacksempfindens ist möglich. Zwei Drittel der Betroffenen gesunden auch ohne Behandlung binnen weniger Wochen vollständig. Die

Wussten Sie, dass …

leise Geräusche eine Erweiterung unserer Pupillen bewirken? Dies ist mit größter Wahrscheinlichkeit der Grund dafür, warum Menschen, die ihre Arbeit in nächster Nähe vor Augen haben müssen, wie Chirurgen und Uhrmacher, durch unerwartete Geräusche so gestört werden. Der Laut veranlasst ihre Pupillen, den Brennpunkt zu verändern, was ihren Blick trübt und sie in ihrer Tätigkeit behindert.

restlichen Patienten werden teilweise wiederhergestellt, zehn Prozent aber leiden langfristig unter einer erheblichen Gesichtslähmung.

Ich habe immer mal wieder so ein komisches Zucken im Augenlid, als würde es auf und ab hüpfen. Woher kommt das?

Das ist ein wirklich geläufiges Symptom, das sich oft in Zeiten von Stress oder Müdigkeit einstellt. Wir kennen den genauen Grund nicht, wissen aber, dass es keine Bedeutung hat und sicher kein Hinweis auf irgendeine zugrundeliegende Hirn- oder neurologische Erkrankung ist. Es ist eher ein Zeichen dafür, dass Sie eine ordentliche Mütze Schlaf brauchen. Zwar gibt es keinen Beweis dafür, dass Koffein das Zucken verstärkt, doch soll die Verringerung ihres Koffeinkonsums manchen Menschen geholfen haben.

Ein zuckendes Augenlid ist nicht dasselbe wie ein Krampf in den Muskeln rund um das Auge, der bewirkt, dass sich das Auge schließt. Bei einem solchen sogenannten *Blepharospasmus* sollten Sie schleunigst einen Arzt aufsuchen.

Stimmt es, dass die Wahrscheinlichkeit eines Herzleidens größer ist, wenn man schlechte Zähne hat?

Das ist eine Frage, die Wissenschaftler seit Jahren untersuchen. Wir wissen, dass während zahnärztlicher Eingriffe Bakterien in den Blutkreislauf gelangen und bei Menschen mit Herzfehlern oder künstlichen Herzklappen zu schwerwiegenden Infektionen am Herzen führen können. In jüngster Zeit aber haben mehrere Studien Zusammenhänge zwischen Zahnfleischerkrankungen und Herzkrankheiten nachgewiesen – etwa zwischen einer größeren Häufigkeit von Parodontose, Zahnverlust sowie anderen oralen Problemen und einem höheren Risikofaktor für koronare Herzerkrankungen, Verdickungen der Halsschlagadern und andere Formen von Herz-Kreislauf-Erkrankungen. Die bisherigen Beobachtungen besagen, dass die Häufigkeit von Herzkrankheiten zunimmt, je mehr Zähne den Patienten fehlen, dass eine intensive Parodontosebehandlung eine *Arteriosklerose* (Arterienverhärtung) rückgängig machen kann und dass Menschen, die bestimmten, mit Zahnfleischerkrankungen einhergehenden Bakterien ausgesetzt sind, auch ein höheres Risiko von Herz-Kreislauf-Erkrankungen haben. Eine einfache Erklärung für diesen Zusammenhang könnte sein, dass Menschen mit schlechten Zähnen womöglich einem weniger gesunden Lebensstil frönen, sodass nicht die schlechten Zähne die Herzkrankheit verursachen, sondern der ungesunde Lebensstil.

Für eine Herzkrankheit gibt es zahlreiche Risikofaktoren, von denen einige außerhalb Ihrer Kontrolle sind. Die Gesundheit Ihrer Zähne hängt jedoch von Ihnen ab, also lohnt es sich, im Gedächtnis zu behalten, dass es auch Ihrem Herzen guttun kann, wenn Sie auf gesunde Zähne und gesundes Zahnfleisch achten.

Top 10 der überflüssigsten Körperteile

1. Mandeln

Mandeln sind Körperteile, ohne die wir zweifellos bestens zurechtkämen und die manchen Menschen aufgrund chronischer Entzündungen eine Menge Schmerzen verursachen. Es handelt sich dabei um ein Lymphgewebe, das leicht infiziert wird und anschwillt. Es gibt allerdings auch die Auffassung, dass sie nicht entfernt werden sollten, weil sie eine Rolle bei der Entwicklung unseres Immunsystems spielen könnten.

2. Adenoiden

Diese merkwürdigen, umgangssprachlich auch Polypen genannten Drüsen sind Wucherungen von Lymphgewebe im hintersten Bereich der Nase. Sie sind Teil unseres kindlichen Immunsystems und dienen dazu, eingeatmete Bakterien und Viren einzufangen. Mit zunehmendem Alter schrumpfen die Adenoiden, bei Erwachsenen sind sie nutzlos.

3. Sinusse

Sinusse, also Nebenhöhlen wie zum Beispiel die Nasennebenhöhlen, sind ein Teil des Körpers, über den nicht viel bekannt ist. Sie sind nichts weiter als luftgefüllte Hohlräume, von denen wir etliche in unserem Kopf haben. Manche sagen, dass sie unsere Augen schützen, während andere vermuten, sie würden den Klang und die Tonlage unserer Stimme beeinflussen. Genau weiß niemand, wozu sie gut sind, doch steht fest, dass sie infiziert werden und Kopfschmerzen verursachen können.

4. Männliche Brustwarzen

Hierzu bedarf es wohl kaum großer Worte. Wir Männer stillen nicht, also sind unsere Brustwarzen eigentlich überflüssig. Bei uns erfüllen sie rein dekorative Zwecke.

5. Weisheitszähne

Die Weisheitszähne befinden sich im hinteren Teil des Kiefers. Sie waren einmal überaus nützlich, vor allem, als die menschliche Spezies noch reichlich zähes Fleisch auf dem Speiseplan hatte, das ordentlich zu zerkauen sie uns halfen. Heute kriegen viele Menschen nicht einmal Weisheitszähne, und wenn doch, dann wachsen diese gerne einmal in die falsche Richtung und verursachen Schmerzen, weshalb man sie oft entfernt.

6. Coccyx

Auch unter dem Namen Steißbein bekannt, handelt es sich um den letzten Abschnitt der menschlichen Wirbelsäule. Er besteht aus fünf separaten oder zusammengewachsenen Wirbeln und ist ein Relikt unseres verkümmerten Schwanzes. Fairerweise muss man sagen, dass das Steißbein nicht völlig nutzlos ist, weil es als Ansatzpunkt vieler verschiedener Bänder, Sehnen und Muskeln dient. Doch im Allgemeinen ist es für Säugetiere mit Schwänzen deutlich wichtiger als für Menschen.

7. Gallenblase

In diesem kleinen Organ wird Gallensekret gespeichert, das bei der Verdauung hilft. Jedoch können sich Steine in ihm bilden und Schmerzen, Übelkeit, Verdauungsstörungen sowie Infektionen auslösen, und da unser Körper auch ohne Gallenblase perfekt funktioniert, wird sie häufig chirurgisch entfernt.

8. Appendix

Nach diesem Wurmfortsatz des Blinddarms werde ich immer wieder gefragt. Ein Zweck des Appendix besteht vermutlich darin, Zellulose zu verdauen. Also war er ein wichtigeres, ja notwendiges Organ zu einer Zeit, als die menschliche Nahrung vor allem aus Pflanzen bestand.

Heute ist er nicht mehr unbedingt erforderlich, und von seiner Existenz erfahren wir normalerweise nur, wenn er infiziert wird und sich entzündet.

9. Nickhaut (Plica semilunaris conjunctivae)

Auch als »drittes Augenlid« bekannt. Ja, auch Sie haben drei, doch zählt die Nickhaut zu den vielen Körperteilen, die wir nicht brauchen. Wenn Sie Ihre Augenlider hochziehen, wird die *Plica semilunaris* sichtbar. Sie ist es, die den »Schlaf« oder »Schlafsand« produziert, den wir uns morgens nach dem Aufwachen aus den Augenwinkeln reiben.

10. Haarbalgmuskel (Musculus arrector pili)

Dass der Haarbalgmuskel wirklich funktionslos ist, ist zugegebenermaßen umstritten. Es handelt sich um sehr kleine Muskelfasern, die an jedem Haarbalg ansetzen und, wenn sie sich zusammenziehen, die Haare aufrichten und eine Gänsehaut auslösen. Wirklich nützlich ist dieser Mechanismus nur bei Tieren mit viel mehr Haaren, weil sie in aufgerichteter Form eine isolierende Schicht bilden und Tiere in einer bedrohlichen Situation deutlich größer erscheinen lassen können.

Was genau ist ME? Gibt es das wirklich, oder ist es nur ein weiteres neumodisches Leiden, das sich Leute ausgedacht haben, die ständig müde sind?

ME steht für *myalgische Enzephalomyelitis,* auch bekannt als chronisches Erschöpfungssyndrom. Dieses gehört zu einer Reihe von Krankheiten, die als postvirale Syndrome eingestuft werden und über die wir erstaunlich wenig wissen. Bei manchen Menschen kann es im Anschluss an eine Virusinfektion wie eine Grippe zu einer chronischen Entzündung zahlreicher Organe kommen, die Schmerzen und Müdigkeit hervorruft.

Die Symptome unterscheiden sich von Patient zu Patient erheblich. Zu ihnen zählen Gelenkschmerzen, Muskelschmerzen, Kopfschmerzen, Übelkeit, Erbrechen, Durchfall, Hautausschlag, Bauchkrämpfe, Depressionen, Stimmungsschwankungen und tiefe Müdigkeit. Frauen sind fünfmal häufiger von dieser Erkrankung betroffen als Männer. Die meisten Patienten haben sie mehrere Monate oder sogar einige Jahre lang, bis sie allmählich abklingt.

Es gibt keinen Test, der eine Diagnose auf ein chronisches Erschöpfungssyndrom bestätigen könnte. An den Betroffenen scheint alles völlig normal, bis auf den Umstand, dass sie zu müde sind, um ihr normales Alltagsleben aufrechterhalten zu können. Man stellt die Krankheit daher auf dem Weg einer sogenannten Ausschlussdiagnose fest.

Weil wir nicht wissen, wodurch das chronische Erschöpfungssyndrom ausgelöst wird, wissen wir auch nicht, wie es zu behandeln ist. Es gibt so viele Theorien, wie es Ärzte gibt, und jeder alternative Therapeut – vom Osteopathen bis zum Naturheilkundler – scheint der Meinung zu sein, er könne die Krankheit heilen. Das Einzige, was ich weiß, ist, dass Antidepressiva und entzündungshemmende Medikamente gegenwärtig allem Anschein nach am meisten Erfolg versprechen.

Weisen Ohrläppchenfalten wirklich darauf hin, dass man an einer koronaren Herzerkrankung leiden könnte?

Eine Ohrläppchenfalte verläuft diagonal über das Ohrläppchen bis zu seinem unteren Ende. Ihr Stellenwert als böses Omen für Herzprobleme ist hinreichend bestätigt. Eine schwedische Untersuchung von 520 Obduktionen ergab, dass das Vorhandensein von Ohrläppchenfalten einen »positiven Vorhersagewert« für eine koronare Arterienkrankheit von 68 Prozent hatte, bei unter 40-Jährigen waren es sogar 80 Prozent. Eine türkische Studie kam zu dem Ergebnis, dass Ohrläppchenfalten einen größeren Risikofaktor für eine Herzerkrankung darstellen als Diabetes, familiäre Vorbelastungen in Form von Herz-Kreislauf-Erkrankungen oder Rauchen. Von 340 Patienten, die ins Montrealer Herzinstitut eingewiesen wurden, hatten 91 Prozent derjenigen mit einer Ohrläppchenfalte ein Herzleiden, während es bei Patienten ohne Falte nur

Wussten Sie, dass …
Ihre Augen bei der Geburt genauso groß sind wie im Erwachsenenalter? Sie wachsen nie. Ihre Nase und Ihre Ohren hören allerdings gar nicht mehr auf zu wachsen. Untersuchungen haben gezeigt, dass ihr Wachstum alle sieben Jahre einen Höhepunkt erreicht.

61 Prozent waren. Vereinfacht gesagt: Keine solche Falte zu haben, heißt nicht unbedingt, dass man nicht an einer Herzerkrankung leidet, hat man jedoch eine, dann zählt man mit hoher Wahrscheinlichkeit zu den Betroffenen.

Zu weiteren prognostischen Faktoren für eine Herzerkrankung zählen ein kurzer Ringfinger, männlicher (»androgenetischer«) Haarausfall, Zahnfleischerkrankungen sowie trockenes Ohrenschmalz. Nicht immer sind diese Zusammenhänge durch völlig überzeugende Forschungen belegt. Nur keine Panik, wenn einer dieser Faktoren auf sie zutrifft – es bedeutet nicht, dass ein Herzinfarkt unausweichlich ist, sondern nur, dass Sie ein bisschen mehr auf die Gesundheit Ihres Herzens achten müssen.

Wussten Sie, dass …
die meisten Menschen im Alter von 60 Jahren rund die Hälfte ihrer Geschmacksknospen verloren haben? Ältere Menschen neigen dazu, ihr Geschmacksempfinden einzubüßen, und viele stellen fest, dass sie ihr Essen viel stärker würzen müssen, um es genießen zu können.

Stimmt es, dass der Schlaf vor Mitternacht wichtiger ist als der Schlaf nach Mitternacht?

Auch meine Mutter hat das immer zu mir gesagt; es war aber wohl eher ein Trick, um mich früher ins Bett zu kriegen. Funktioniert hat er nicht. Jetzt, wo ich älter bin und mich öfter traue, ihr zu widersprechen, kann ich sagen, dass an dem Schlaf vor Mitternacht wirklich nichts Besonderes ist. Wann auch immer sie einschlafen, durchlaufen die meisten Menschen eine 90-minütige Phase des Nicht-REM-Schlafs, auf die eine REM-

Schlafphase folgt. Das Verhältnis zwischen beiden Phasen ändert sich im Lauf der Nacht: Je früher in der Nacht, desto stärker ist die Tendenz zu einem tiefen Nicht-REM-Schlaf, und je später am Morgen, desto größer ist die Tendenz zum REM-Schlaf. Das bedeutet: Jemand, der früh zu Bett geht, wird zu einem Schlafmuster mit mehr Nicht-REM-Schlaf neigen und weniger träumen. Ist das besser? Wer weiß das schon?

Wussten Sie, dass …
mit 60 Jahren 60 Prozent der Männer und 40 Prozent der Frauen schnarchen? Normales Schnarchen hat eine Lautstärke von rund 60 Dezibel, was dem Geräuschpegel einer normalen Unterhaltung entspricht. Starkes Schnarchen kann über 80 Dezibel erreichen, was annähernd der Lautstärke eines Pressluftbohrers gleichkommt, der eine Betondecke aufbricht.

Ich habe oft Kopfschmerzen und mache mir furchtbare Sorgen, ich könnte einen Hirntumor haben. Ich war deswegen bei meinem Hausarzt, aber der wischt meine Befürchtungen einfach beiseite. Wie kann er so sicher sein, dass ich keinen Tumor habe?

Ich möchte Sie gerne mit einem Logiker und Franziskanermönch aus dem 14. Jahrhundert bekannt machen, Wilhelm von Ockham, dem ein Prinzip namens »Ockhams Rasiermesser« zugeschrieben wird. Gemeint ist damit das Prinzip: »Entitäten dürfen nicht über das Notwendige hinaus vermehrt werden.« In Wirklichkeit hat er es in wesentlich längerer Form auf Lateinisch ausgedrückt, aber auf diese Formel läuft es hinaus. Die nützlichste Interpretation des Prinzips für Wissenschaftler ist: »Wenn man zwei konkurrierende Theorien hat, die genau dieselbe Vorhersage machen, dann ist die einfachere der beiden die bessere.« Oder, noch einfacher gesagt: »Gewöhnliche Dinge sind gewöhnlich.«

Ein unter Medizinern populäres Sprichwort lautet: »Wenn du Hufschläge hörst, denke an Pferde, nicht an Zebras.« Es bedeutet, dass ein weitverbreitetes Krankheitsbild mit größerer Wahrscheinlichkeit für die Symptome eines Patienten verantwortlich ist als ein sehr seltenes. Und damit zurück zu Ihrer ursprünglichen Frage: Kopfschmerzen sind weit verbreitet, Hirntumore nicht. Die häufigsten Ursachen von Kopfschmerzen sind Verspannungen, Migräne, Sinusitis und eingeklemmte Nerven. Ein hoher Blutdruck verursacht keinen Kopfschmerz, auch wenn viele das glauben. Eine schlechte Sehfähigkeit, die nicht berichtigt wird, kann jedoch ein Auslöser sein.

Nur der Vollständigkeit halber: Zu den Warnsignalen für einen Hirntumor gehören Schmerzen, die morgens am schlimmsten sind und im Lauf des Tages nachlassen, frühmorgendliches Erbrechen, neurologische Probleme, Sehverlust und Unbeholfenheit. Ihr Arzt wird Ihre Symptome hoffentlich wohlweislich erwogen haben und sein Urteil auf diese Tatsachen stützen. Und er hat wahrscheinlich recht.

2. Die Gesundheit der Frau

Mir wurde gesagt, ich hätte Feigwarzen und sie könnten bei Frauen Krebs verursachen – stimmt das, und was kann ich tun, um sie wieder loszuwerden?

Warzen sind eine der häufigsten sexuell übertragenen Ansteckungen. Man muss nicht einmal wirklich Sex mit jemandem gehabt haben, um sich Warzen einzufangen. Feigwarzen (auch Genitalwarzen genannt) bekommt man jedoch am ehesten durch sexuellen Kontakt. Sie werden durch einen Virus verursacht, von dem es rund hundert verschiedene Typen gibt. Es stimmt, dass gewisse Virenstämme existieren, die über einen längeren Zeitraum hinweg Veränderungen der Gebärmutterhalszellen auslösen können, welche zur Entwicklung eines Gebärmutterhalskrebses führen können, wenn sie nicht entdeckt und behandelt werden. Das ist freilich kein Anlass zur Sorge, da es zuverlässige Testmöglichkeiten gibt, um diese Veränderungen im Frühstadium zu erkennen. Wenn Sie noch nie einen Abstrichtest haben machen lassen, wäre mein Rat, dies jetzt zu tun und in Zukunft alle drei Jahre zu wiederholen. Mehr ist nicht nötig, wenn die Ergebnisse im Normalbereich liegen.

Wussten Sie, dass …
Frauenherzen schneller schlagen als Männerherzen?

Ich habe komische Pickel auf meinen Brüsten. Es sind kleine Knötchen um meine Nippel, die manchmal einen weißen Eiter absondern, wenn ich sie drücke. Sie scheinen nicht wegzugehen, wie Pickel es tun. Was ist das?

Was Sie beschreiben, hört sich nach kleinen sogenannten Montgomery-Drüsen an, und Sie können beruhigt sein: Die sind vollkommen normal. Es handelt sich im Wesentlichen um kleine Talgdrüsen, von denen alle Frauen unterschiedlich viele haben – manche nur eine oder zwei, andere eher 30 und mehr. Ich bezweifle, dass es Eiter ist, was Sie aus ihnen austreten sehen. Montgomery-Drüsen sondern kleine Mengen einer schmierenden Flüssigkeit ab, die den pH-Wert der Haut stabilisiert und die Haut gesund hält; und es wird diese Substanz sein, die Sie aus ihnen herauspressen. Während einer Schwangerschaft und beim Stillen können sie stärker hervortreten. Solange es keine Schmerzen, Rötungen oder Schwellungen gibt, sind sie nichts, worüber man sich Gedanken machen müsste. Versuchen Sie, nicht an ihnen herumzudrücken, weil sich die Drüsen sonst infizieren könnten.

Mir geht es ziemlich schlecht, wenn ich meine Regel habe. Ich werde bald eine sehr besondere Urlaubsreise machen und möchte wissen, ob es möglich ist, meine Periode hinauszuzögern, damit sie mir nicht den Spaß verdirbt.

Das ist zweifellos möglich, und viele Frauen tun es, um zu verhindern, dass sie ihre Menstruation während ihrer Hochzeit und Hochzeitsreise haben. Wenn Sie bereits die Pille nehmen, dann können Sie verhindern, Ihre Regel während Ihrer Urlaubsreise zu bekommen, indem Sie ohne Unterbrechung zwei Packungen hintereinander verbrauchen, dabei aber die sieben hormonfreien Pillen oder pillenfreien Tage auslassen. Das wird Ihnen zu rund sechs Wochen ohne Blutung verhelfen. Ich empfehle, danach wieder zur normalen Einnahme der Pille zurückzukehren, weil sich sonst Ihre Gebärmutterschleimhaut unerwünscht stark vergrößern könnte. Fragen Sie Ihren Arzt nach den Details, damit Sie mit Sicherheit alles richtig machen.

Wenn Sie derzeit nicht die Pille nehmen, können Sie Ihren Arzt nach einem Medikament namens Norethisteron fragen, mit dessen Einnahme man drei Tage vor Fälligkeit einer Periode beginnen kann. Man nimmt es dann die nächsten sieben Tage über ein (wenn eine Periode fällig ist) und setzt es anschließend ab, woraufhin eine normale Vaginalblutung erfolgt. Norethisteron braucht man nur bei Bedarf anzuwenden, während man mit der Pille ein bis zwei Monate

Wussten Sie, dass …
Frauen doppelt so oft blinzeln wie Männer? Da kommt am Tag einiges Geblinzel zusammen. Im – geschlechtsübergreifenden – Durchschnitt blinzelt ein Mensch rund 13-mal pro Minute.

vorher anfangen muss, damit sie ihre maximale Wirksamkeit erreicht.

Kann ich irgendetwas tun, um meine Periode ein bisschen erträglicher zu machen?

Manche Frauen leiden jeden Monat fürchterlich unter den Symptomen des Prämenstruellen Syndroms (PMS). Es gibt aber bewährte Mittel, um diese Symptome zu lindern.

Das erste besteht darin, Stress abzubauen. Stress kann die PMS-Symptome sehr verstärken, also versuchen Sie ernsthaft, vor und während Ihrer Periode zu entspannen, weil dies einen wirklichen Unterschied ausmachen kann.

Achten Sie darauf, dass Ihr Gewicht in einem normalen gesunden Rahmen bleibt. Ein zu großer Gewichtsverlust kann sich negativ auf Ihren Menstruationszyklus auswirken und unregelmäßige Blutungen oder das Ausbleiben der Periode nach sich ziehen.

Versuchen Sie, sich zinkreich zu ernähren. Ein zinkarmer Speiseplan kann die menstruationsbedingten Krämpfe und Blähungen verschlimmern. Die besten Zinkquellen unter unseren Nahrungsmitteln sind Meeresfrüchte, mageres Rindfleisch, Linsen, Vollkornmüsli sowie Leber und Nieren.

In klinischen Tests wurde nachgewiesen, dass die essenziellen Omega-3- und Omega-6-Fettsäuren Regelschmerzen

Wussten Sie, dass …

Frauen zwischen mehr Gerüchen unterscheiden können als Männer und ihr Leben lang die besseren »Riecherinnen« bleiben? Darüber hinaus haben Studien gezeigt, dass Frauen eher als Männer in der Lage sind, einen Geruch genau zu identifizieren. Rund zwei Prozent der Bevölkerung verfügen über gar keinen Geruchssinn.

und PMS-Symptome lindern. Kaltwasserfische wie Lachs, Thunfisch, Heilbutt und Hering sind die besten Quellen für diese beiden hochnützlichen Fettsäuren.

Und schließlich hat die Forschung auch gezeigt, dass regelmäßiges Fitnesstraining die PMS-Symptome deutlich abschwächen kann. Schon ein zehnminütiger Spaziergang dreimal die Woche kann die Schmerzen und Erschöpfungszustände Ihrer Periode drastisch reduzieren. Darüber hinaus wird Ihr Hausarzt eine ganze Reihe verschreibungspflichtiger Medikamente kennen, die Ihnen helfen können, wenn Sie immer noch leiden.

Ich uriniere beim Sex! Es passiert oft kurz vor dem Orgasmus, und es ist so beschämend, dass ich deswegen schon beginne, auf Sex zu verzichten. Warum passiert das, und was kann man dagegen tun?

Ungeachtet der verständlichen Peinlichkeit, die Sie empfinden, wenn es passiert, widerfährt das wahrscheinlich mehr Frauen öfter, als Sie glauben würden. Dieses Problem gibt es in unterschiedlich schwerer Form, die meisten Frauen aber urinieren nur eine sehr kleine Menge – vielleicht einen Teelöffel voll. Der Grund ist, dass die Nerven in Ihrer Blase Ihrem Gehirn fälschlicherweise signalisieren, dass es der rechte Moment ist, um zu pinkeln, selbst wenn Sie gar nicht müssen und zumal, wie hier, gar nicht wollen. Zwar handelt es sich dabei nicht wirklich um ein medizinisches Problem im engeren Sinne, aber es gibt ein paar Dinge, die Sie ausprobieren können und die Ihnen vielleicht helfen.

Trinken Sie in den Stunden, bevor Sie Sex haben, nicht zu viel und vor allem nicht zu viel Tee, Kaffee oder Alkohol. Wenn möglich, gehen Sie unmittelbar vor dem Geschlechtsverkehr auf Toilette, und schließlich: Vermeiden Sie Stellungen, bei denen Sie durch den Winkel der Penetration einen verstärkten Druck auf Ihre Blase verspüren.

Wenn das Problem schwerwiegend ist oder auch bei anderen Gelegenheiten auftritt, dann fragen Sie Ihren Arzt nach Inkontinenzmitteln, die Sie unmittelbar vor dem Sex einnehmen können. Die sollten Ihnen helfen. Es braucht Ihnen nicht peinlich zu sein, danach zu fragen – Sie werden keineswegs die Erste sein.

Erhöht die Spirale wirklich die Wahrscheinlichkeit, Zysten am Eierstock zu kriegen, und wenn ja, warum? Kann aus diesen Zysten Krebs werden, oder können sie die Fruchtbarkeit beeinträchtigen?

Ovarialzysten sind kleine, mit Flüssigkeit gefüllte Bläschen, die sich an oder in den Eierstöcken bilden. Am meisten verbreitet ist der Typ der sogenannten *funktionellen Zysten.* Jeden Monat wächst eine Eizelle in einer kleinen zystenartigen Struktur namens Follikel bis zu dem Punkt heran, an dem sie vom Eierstock ausgestoßen wird. Normalerweise reißt dieses follikuläre Bläschen auf, und die Eizelle wird herausgeschwemmt. Manchmal aber geschieht dies nicht, und das Bläschen hört nicht auf, sich mit Flüssigkeit zu füllen. Während die Flüssigkeit in dieser Zyste normalerweise im Lauf der Zeit wieder vom Körper absorbiert wird, kann sie sich manchmal auch ansammeln, bis die Zyste so groß ist, dass sie Schmerzen oder Beschwerden verursacht.

Mitunter können die Ovarien auch polyzystisch werden, wenn Monat um Monat das Follikel nicht aufreißt. Der weibliche Zyklus vollzieht sich wie gewohnt, bis es irgendwann viele kleine Zysten an jedem Eierstock gibt. Diese können schmerzhaft sein und eine Empfängnis verhindern, also die Fruchtbarkeit beeinträchtigen. Es besteht die Möglichkeit, dass sie krebsartig sind oder dass sich in der in ihnen enthaltenen Flüssigkeit auch einige Krebszellen befinden.

Es gibt einen Typ von Spirale mit dem Handelsnamen »Mirena-Spirale« (eine Progesteron abgebende intrauterine Spirale), die in der Tat Ihr Risiko erhöht, eine Ovarialzyste zu bekommen. Dies wurde in Untersuchungen belegt, doch sind die meisten der so entstandenen Zysten relativ klein und verursachen keine Symptome; auch verschwinden sie üblicherweise ohne Behandlung wieder. Sie wurden bei rund zwölf Prozent der Frauen diagnostiziert, die eine Mirena-Spirale benutzen. Ich möchte jedoch betonen, dass letztere deutlich effektiver ist als andere Spiralen und viele der Nebeneffekte vermeidet, die Frauen vor dieser Art der Empfängnisverhütung abschreckt.

Verhilft es mir zu einer besseren Kontrolle über meine Blase, es mir eine Zeitlang zu verkneifen, wenn ich urinieren muss?

Einige Menschen haben eine spezielle Art von Inkontinenz namens Dranginkontinenz, die darin besteht, dass sich das Bedürfnis zu urinieren sehr plötzlich anmeldet, oft, bevor sie es auf eine Toilette schaffen. Von diesem Problem sind am häufigsten ältere Menschen betroffen. Eine der Behandlungsmethoden besteht darin, dass die Betroffenen lernen, die Zeit vor dem nächsten Harndrang auszudehnen. Man beginnt damit, in festgesetzten Zeitabständen zu pinkeln, etwa alle 30 Minuten bis alle zwei Stunden (ob man das Bedürfnis hat oder nicht). Dieses Intervall wird nach und nach verlängert, bis man alle drei bis vier Stunden uriniert. Die Antwort auf Ihre Frage ist also, dass diese Vorgehensweise in gewissem Maß dazu verhilft, die Blase zu disziplinieren, obwohl ein gesunder Mensch ohne Inkontinenzproblem dies nicht tun muss.

Eine andere Form des Blasentrainings besteht darin, den Urinfluss mittendrin zu unterbrechen oder zu verlangsamen. Man kann dann darauf achten, welche Muskeln dabei im Spiel sind, und sie für sich trainieren. Dies bezeichnet man als Kegelübung oder Beckenbodengymnastik.

Ich habe immer wieder einen übelriechenden Scheidenausfluss, obwohl ich regelmäßig eine Intimdusche benutze. Was kann ich denn sonst noch tun?

Sie können als Erstes die Intimdusche weglassen. Man braucht sie wirklich nicht, damit die Vagina sauber bleibt und einen angenehmen Geruch behält. Sie bringt vielmehr die natürliche Selbstreinigungsfunktion Ihres Körpers durcheinander und spült die Bakterien und Hefe-

Top 10 der merkwürdigen psychiatrischen Zustände

1. Stockholm-Syndrom

Eine psychologische Reaktion, die Geiseln gelegentlich an den Tag legen, indem sie Sympathie, Loyalität oder sogar Liebe für ihre Geiselnehmer zum Ausdruck bringen – unabhängig davon, welcher Gefahr diese sie aussetzen. Das Syndrom kommt auch im Zusammenhang mit verprügelten Ehefrauen, Vergewaltigungen und Kindesmisshandlungen vor. Seinen Namen verdankt es einem Banküberfall in Stockholm, bei dem die Räuber sechs Tage lang Bankangestellte als Geiseln hielten. Ihre Opfer entwickelten eine gefühlsmäßige Verbundenheit mit den Bankräubern und verteidigten diese sogar noch, nachdem sie aus ihrer sechstägigen Marter befreit waren, indem sie sich weigerten, gegen sie auszusagen.

2. Lima-Syndrom

Bei diesem genauen Gegenteil des Stockholm-Syndroms entwickeln die Geiselnehmer Verständnis für die schlimme Lage und die Bedürfnisse ihrer Opfer. Die Bezeichnung geht auf eine Geiselkrise in der Residenz des japanischen Botschafters im peruanischen Lima zurück, bei der 14 Mitglieder der revolutionären Bewegung Tüpac Amaru während einer Feier Hunderte von Menschen als Geiseln nahmen.

Nach wenigen Tagen hatten die Kämpfer die meisten der Gefangenen freigelassen, anscheinend ungeachtet ihrer Wichtigkeit: Zu den Freigelassenen gehörten der künftige Präsident Perus und die Mutter des damaligen Präsidenten. Die Geiselnehmer behandelten alle ihre Geiseln mit äußerster Freundlichkeit und Ehrerbietung.

3. Diogenes-Syndrom

Diogenes war ein klassischer griechischer Philosoph, der in einem Weinfass lebte und Nihilismus sowie Sinnesfreude vertrat. Als Alexander der Große ihn einmal nach seinem größten Wunsch fragte, erwiderte Diogenes: »Dass du mir aus der Sonne trittst.« Gekennzeichnet ist dieses Syndrom durch äußerste Vernachlässigung der eigenen Person, eine Tendenz zum sozialen Rückzug und zwanghaftes Horten – manchmal sogar von Tieren. Man trifft es vor allem bei alten Menschen an, weshalb man es auch als senilen Zusammenbruch *(senile breakdown)* im Rahmen der häuslichen Ordnung bezeichnet.

4. Paris-Syndrom

Das Paris-Syndrom ist ausschließlich japanischen Staatsangehörigen vorbehalten und besteht in einem Nervenzusammenbruch beim Besuch der französischen Hauptstadt. Jahr für Jahr strömen Millionen japanischer Touristen nach Paris, von denen rund 20 an diesem Leiden erkranken und nach Hause begleitet werden müssen. Das Syndrom ist im Wesentlichen eine schwere Form von Kulturschock. Die Betroffenen sind damit überfordert, das idyllische Bild der Stadt, wie sie es aus dem Kino kennen, mit der Realität einer modernen, geschäftigen Metropole zu versöhnen. Die japanische Botschaft in Paris unterhält eine 24-Stunden-Hotline, um Touristen mit einem schweren Kulturschock zu helfen und gegebenenfalls ihre Notaufnahme in ein Krankenhaus zu veranlassen.

5. Stendhal-Syndrom

Eine psychosomatische Störung, die bei den Betroffenen Herzrasen, Schwindelanfälle, Desorientiertheit und sogar Halluzinationen verursacht, wenn sie mit Kunstwerken konfrontiert sind – vor allem, wenn diese in großer Zahl an einem Ort konzentriert oder besonders »schön« sind. Der Begriff wird auch zur Bezeichnung einer vergleichbaren Reaktion auf ein Überangebot in anderen Zusammenhängen gebraucht, etwa wenn sich jemand mit unermesslicher Schönheit in der natürlichen Welt konfrontiert sieht. Früher hätte man den Leidtragenden ein besonders empfindsames Wesen zugeschrieben.

6. Jerusalem-Syndrom

So nennt man eine Reihe mentaler Phänomene, die entweder Wahnvorstellungen religiösen Inhalts oder andere psychotische Zustände umfassen, welche durch einen Besuch Jerusalems ausgelöst werden oder einen solchen veranlassen. Das Syndrom tritt während des Aufenthalts in der Stadt auf und führt zu psychotischen Wahnvorstellungen, die in der Regel nach einigen Wochen wieder verschwinden. Alle Menschen, die unter einer solchen spontanen Psychose litten, hatten bereits vorher psychische Krankheiten gehabt.

7. Capgras-Syndrom

Bei dieser seltenen psychischen Störung sind die Betroffenen in dem wahnhaften Glauben, ein identisch aussehender Doppelgänger habe ihren Ehepartner oder ein anderes enges Familienmitglied ersetzt. Am häufigsten ist dieses Syndrom bei Schizophrenen anzutreffen, obwohl es auch bei Demenzkranken oder Menschen mit einer Hirnverletzung auftreten kann.

8. Fregoli-Syndrom

Das genaue Gegenteil des Capgras-Syndroms. Bei dieser seltenen Störung hat der Patient die Wahnvorstellung, dass verschiedene Menschen in Wirklichkeit ein und dieselbe Person sind, die ihr Aussehen verändert oder verschiedene Verkleidungen benutzt. Das Syndrom wurde erstmals 1927 von zwei Psychiatern im Zusammenhang mit dem Fall einer 27-jährigen Frau beschrieben. Die Patientin glaubte, von zwei Schauspielern verfolgt zu werden, die die Gestalt sämtlicher Menschen annahmen, die sie kannte oder kennenlernte.

9. Reduplikative Paramnesie

Die Wahnvorstellung, ein Ort sei verdoppelt worden und existiere zwei- oder mehrfach an verschiedener Stelle oder er sei an eine andere Stelle »verlegt« worden. So kann ein Betroffener zum Beispiel glauben, er befinde sich gar nicht in dem Krankenhaus, in das er aufgenommen wurde, sondern in einem identisch aussehenden Krankenhaus in einem anderen Teil des Landes. Der Ausdruck wurde 1903 von dem tschechoslowakischen Neurologen Arnold Pick geprägt, um den Zustand einer Patientin zu beschreiben, die mit dem Verdacht auf eine Alzheimer-Erkrankung in Picks Klinik eingeliefert worden war, aber darauf bestand, man habe sie von Picks städtischer Klinik in ein identisch aussehendes Krankenhaus in einem ihr vertrauten Vorort verlegt.

10. Körperintegritäts-Identitätsstörung

Bei diesem neurologischen und psychischen Leiden haben die Patienten das Gefühl, dass sie glücklicher wären, wenn sie das Leben eines Amputierten führten. Die Störung geht für gewöhnlich mit dem Verlangen einher, sich ein gesundes Körperglied zu amputieren, um diese Wunschvorstellung zu verwirklichen. Gelegentlich ist der Wunsch, ein Amputierter zu sein oder wie einer auszusehen *(Apotemnophilie)*, sexuell motiviert, oder es besteht ein sexuelles Interesse an Menschen, denen bereits ein Arm oder Bein fehlt *(Acrotomophilie)*. Zwar sind beide Zustände voneinander unabhängig, doch hegen die meisten Betroffenen beide Wünsche.

pilze weg, die sich immer in der Vagina befinden und die das Wachstum anderer krankheits- und geruchsverursachender Bazillen verhindern. Das ist zweifellos, was bei Ihnen passiert ist. Ihre Vagina sollte normalerweise eine große Zahl »guter« Bakterien enthalten, sogenannter Laktobazillen, die die Zahl anderer Bakterien, sogenannter Anaerobier, niedrig hält. Ihre regelmäßige Intimdusche spült diese Laktobazillen weg und ermöglicht dadurch eine zu große Vermehrung der Anaerobier, was einen klaren, fischig riechenden Ausfluss verursachen kann. Durch die Nutzung einer Intimdusche kann man sich auch leichter Geschlechtskrankheiten, bakterielle Infektionen und Pilzinfektionen sowie HIV einhandeln. Das Beste ist also, Sie überlassen Ihre Vagina sich selbst, sodass das natürliche körpereigene System sie sauber halten kann.

Wussten Sie, dass …
Frauen Fett langsamer verbrennen als Männer, und zwar um ungefähr 50 Kalorien pro Tag? Den meisten Männern fällt es leichter, Fett zu verbrennen, als Frauen. Aufgrund ihrer Rolle bei der Fortpflanzung haben Frauen von Haus aus einen etwas höheren Körperfettanteil als Männer und können überschüssiges Fett nicht so schnell abbauen wie diese.

Ich habe wirklich heftige Perioden, mit starken Blutungen und sogar Blutklumpen. Ich möchte aber keine Hysterektomie (operative Entfernung der Gebärmutter), um sie zu stoppen. Gibt es noch etwas anderes, was ich tun kann?

Heftige Perioden können eine Frau regelrecht außer Gefecht setzen und, wenn man nichts gegen sie unternimmt, Probleme wie Blutarmut nach sich ziehen.

Es gibt dafür viele mögliche Ursachen, wie etwa hormonelle Schwankungen, Fibrome, Polypen, Infektionen und Probleme mit der Blutgerinnung. Manche Frauen haben eher heftige Blutungen als andere, vor allem wenn sie übergewichtig sind, noch nie schwanger waren, Probleme mit der Schilddrüse oder Diabetes haben und über 35 sind.

Sie werden in den ersten Tagen Ihrer Periode sehr wahrscheinlich sowohl einen Tampon als auch eine Monatsbinde brauchen und den Tampon womöglich alle zwei Stunden auswechseln müssen.

Am besten wäre, wenn Sie Ihren Arzt einige Bluttests durchführen ließen, um Ihren Hormonhaushalt zu kontrollieren und etwaige Ungleichgewichte zu korrigieren. Damit könnte Ihr Problem womöglich schon gelöst sein.

Sie könnten es ansonsten auch mit der kombinierten Antibabypille oder einem anderen Medikament namens Tranexamsäure versuchen, das Ihre Regel verkürzen kann. Das – in Deutschland nicht zugelassene – entzündungshemmende Mittel Mefenaminsäure kann den Blutverlust bei heftigen Perioden ebenfalls verringern; auch die Hormontablette Norethisteron könnte Ihnen helfen.

Immer wenn ich lache oder niese, muss ich ein bisschen urinieren. Auch wenn ich Sport treibe, zum Beispiel joggen gehe, tritt etwas Urin aus. Ich bin schon so weit, wegen dieses Problems lieber zu Hause zu bleiben. Was kann ich dagegen tun?

Bei Ihrem Problem handelt es sich höchstwahrscheinlich um ein Leiden, das man als Belastungs- oder Stressinkontinenz bezeichnet. Auslöser ist eine Schwäche der Blasenmuskulatur, die unter physischem Druck wie beim Niesen, Husten, Lachen oder Sporttreiben nicht mehr in der Lage ist, den Urin in der Blase zu halten.

Zwar gibt es dafür jede Menge möglicher Ursachen, die häufigste aber ist ein Prolaps. Auch Fibrome und Eierstockzysten können daran schuld sein. Meistens ist entweder der Blasenschließmuskel (der den Urin in der Blase einschließt) von der Schwäche betroffen, oder es handelt sich um eine sogenannte »Detrusorinstabilität« – eine Schwäche des Blasenmuskels selbst.

Sie müssen diese Problematik auf jeden Fall mit Ihrem Arzt besprechen, da es eine ganze Reihe erfolgversprechender Behandlungsmöglichkeiten gibt, so zum Beispiel spezielle Übungen, Physiotherapie, eine medikamentöse Behandlung oder eine Operation.

Kann man Muttermilch produzieren, ohne schwanger zu sein? Ich habe vor kurzem die Pille abgesetzt, und aus meinen Nippeln kommt ein gewisser Ausfluss.

Wussten Sie, dass …
das Haar von Frauen ungefähr halb so dick ist wie das von Männern? Es hört sich vielleicht merkwürdig an, sollte aber eigentlich nicht allzu überraschend sein, dass das männliche Haar gröber ist als das weibliche.

Man *kann* Muttermilch hervorbringen, ohne schwanger zu sein. Das für die Milchproduktion verantwortliche Hormon heißt *Prolaktin* und wird von der Hirnanhangsdrüse *(Hypophyse)* erzeugt. Gewisse Medikamente wie Metroclopramid oder Thioridazin können dafür verantwortlich sein, dass der Prolaktinspiegel steigt und die Milchproduktion anregt.

Ein seltener Grund für einen hohen Prolaktinspiegel ist eine gutartige Geschwulst in der Hirnanhangsdrüse, die das Prolaktin abgebende Gewebe überstimuliert. Durch Bluttests lassen sich die Hormonspiegel in Ihrem Körper messen, und ein Sehtest kann zeigen, ob bei Ihnen eine nennenswerte Vergrößerung der Hypophyse vorliegt oder nicht.

Bei älteren Frauen kann eine sogenannte »Gangektasie« einen milchigen Ausfluss aus den Brustwarzen hervorrufen.

Unbedingt zu beachten ist, dass ein Ausfluss aus der Brustwarze auch ein Zeichen einer schlimmeren Brusterkrankung wie Krebs sein kann – Sie sollten dies also in jedem Fall durch Ihren Arzt abklären lassen.

Sind Brustimplantate unbedenklich? Darüber war einmal so viel in den Zeitungen zu lesen, aber ich bin mir nicht sicher, wie die Diskussion ausging.

Die ursprüngliche Sorge galt der Frage, ob Silikon in Brustimplantaten unbedenklich ist. Mittlerweile wurden Silikongel-Implantate gründlich untersucht, und während der Zweifel an ihrer Sicherheit zunächst eine breite Diskussion in Fachkreisen und reichlich Medienlärm auslöste, betrachten die Fachleute diese Bedenken heute als unbegründet. Silikon ist mittlerweile die gebräuchlichste Füllmasse für Implantate.

Manche Implantate werden mit einer Kochsalzlösung gefüllt, die auch natürlicherweise im Körper vorkommt. Diese Implantate können im Lauf der Zeit schrumpfen oder sich entleeren, doch verfügen viele von ihnen für den Fall der Fälle über ein Nachfüllventil. Auch diese Variante gilt als sicher.

Eine Zeitlang gab es auch Implantate namens Trilucent, die mit Sojaöl gefüllt waren – einer für Röntgenstrahlen durchlässigen Substanz, die es erlaubte, im Bedarfsfall aussagekräftige Mammographien anzufertigen, was bei anderen Implantaten nicht so leicht geht. Wie sich jedoch zeigte, konnte bei einem Riss im Implantat Öl austreten und ins umliegende Gewebe eindringen, wo es Schwellungen und Entzündungen verursachte, die erst nach Entfernung des Implantats abklangen. Man verwendet diese Variante heute nicht mehr.

Wussten Sie, dass …
Ihre Lippen von rötlicher Farbe sind, weil sich unmittelbar unter der Haut eine hohe Konzentration winziger Kapillaren befindet? Das Blut in diesen Kapillaren ist normalerweise sehr sauerstoffreich und daher ziemlich rot. Das erklärt auch, warum die Lippen bei großer Kälte blau werden: Die Kälte bewirkt, dass sich die Kapillaren zusammenziehen, wodurch das Blut Sauerstoff verliert und eine dunklere Färbung annimmt.

Kann ich meine Brust auch ohne ein Implantat vergrößern?

Nein – trotz aller Spam-E-Mails, die Sie vom Gegenteil überzeugen wollen. Brüste verändern ihre Größe unter dem Einfluss von Hormonen, und vielleicht sind Ihnen bereits gewisse Veränderungen zu verschiedenen Zeiten Ihres Menstruationszyklus aufgefallen, aber das ist auch schon alles. Eine Schwangerschaft macht einen deutlichen Unterschied, da sich die Brüste darauf vorbereiten, Milch zu produzieren, doch ist das eine vorübergehende Veränderung. Ich habe schon viele Anzeigen für Übungen,

Cremes, Pillen und »Geheimtechniken« zur Brustvergrößerung gesehen, und keines dieser Mittel taugt etwas. Diese Produkte nutzen die Leichtgläubigkeit und den Seelenkummer von Frauen aus, die ihr Äußeres verändern wollen, üblicherweise aufgrund mangelnden Selbstwertgefühls.

Die beste nicht-invasive Weise, den Busen zu vergrößern, ist ein Push-up-BH oder gefütterter BH, der Ihnen immerhin zu dem gewünschten Erscheinungsbild verhilft.

Gibt es so etwas wie eine weibliche Ejakulation? Ich habe das, glaube ich, einmal in einem Pornofilm gesehen, bin mir aber nicht sicher, ob es ein Trick war.

Diese Frage wird immer noch diskutiert. Die medizinischen Lehrbücher haben zu diesem Thema kaum etwas zu bieten, und uns Ärzten hat man mit Sicherheit nichts dazu beigebracht. Seit jüngstem jedoch gibt es eine Welle von Untersuchungen zur weiblichen Sexualreaktion.

Viele Wissenschaftler erkennen heute an, dass manche Frauen im Zustand der sexuellen Erregung oder beim Orgasmus eine bestimmte Art von Flüssigkeit ejakulieren können. Wie verbreitet dies ist, um was für eine Flüssigkeit es sich handelt und ob sie irgendeine Funktion erfüllt, sind allerdings höchst umstrittene Fragen.

Weniger bekannt ist die Tatsache, dass auch Frauen Prostatagewebe haben. Und dies scheint der wahrscheinlichste Kandidat für die Quelle des weiblichen

Ejakulats zu sein. Auch als *Skene-Drüsen* oder *Paraurethraldrüsen* bekannt, können diese eine milchig-weiße Prostataflüssigkeit produzieren, die der im männlichen Körper gebildeten ähnlich ist. Gut möglich, dass es Frauen mit großen Drüsen sind, die zu »ejakulieren« vermögen.

Wozu dies jedoch bei Frauen dienen sollte, ist eine andere Frage, die selten erörtert wird. Einige Forscher haben die These aufgestellt, die weibliche Ejakulation habe sich entwickelt, um Harnröhren- und Blaseninfektionen zu bekämpfen. Viele Sekrete und Flüssigkeiten, die der menschliche Körper produziert – wie etwa Speichel, Tränen und, in der Tat, das männliche Ejakulat –, sind übervoll von Verbindungen, die das Wachstum von Bakterien verhindern. Harnwegsinfektionen sind bei Frauen ziemlich verbreitet und gehen manchmal auf Bakterien zurück, die sich beim Sex in der Harnröhre ausbreiten. Ein Strom antimikrobieller Flüssigkeit am Eingang der Harnröhre während des Sex könnte dabei helfen, solche Bakterien abzuwehren.

Warum sollten Mädchen sich den Po von vorne nach hinten abwischen?

Das ist etwas, was man allen kleinen Mädchen beibringen sollte, aber häufig nicht tut. Der Zweck der Übung ist der Versuch, Harnwegsinfektionen zu verhindern. Diese werden durch Bakterien verursacht, die in die Harnröhre eindringen und sich bis zur Blase vorarbeiten, wo sie dann eine Infektion auslösen.

Dass solche Harnwegsinfektionen bei Mädchen viel häufiger Vorkommen als bei Jungen, hat nahezu sicher etwas mit dem geschlechtlich bedingten Unterschied in der Form und der Länge der Harnröhre zu tun. Mädchen haben eine kürzere Harnröhre als Jungen, und ihre Öffnung ist nahe am Rektum und an der Vagina, wo sich am ehesten Bakterien befinden. Diese Bazillen können auf verschiedene Weise in die Harnröhre gelangen: Beim Geschlechtsverkehr können die Bakterien im Vaginalbereich in die Harnröhre gedrückt werden und schließlich in der Blase landen, in der ihnen der Urin gute Wachstumsbedingungen bietet. Bakterien können aber auch in die Blase eines Mädchens gelangen, wenn es sich den Po von hinten nach vorne abwischt und dabei den Eingang der Harnröhre mit Fäkalbakterien verunreinigt. Deshalb sollten Mädchen sich nach ihrem großen Geschäft den Po von vorne nach hinten säubern.

3. Die Gesundheit des Mannes

In der Schule haben wir seinerzeit immer über »Sackjucken« gewitzelt, aber gibt es das wirklich, und wenn ja, worum handelt es sich?

Sie könnten damit eine Mykose der Leistenbeuge gemeint haben, die man auch unter der charmanten Bezeichnung »Indische Wäscherflechte« beziehungsweise »Wäscherkrätze« oder einfach Soor kennt. Der medizinische Name ist *Tinea cruris.* Es handelt sich um eine verbreitete Pilzinfektion, die zu heftigem Jucken, Wundsein und einer starken Rötung der Haut im Leistenbereich führen kann, üblicherweise verursacht durch den Pilz *Candida albicans* oder, wie schon erwähnt, Tinea.

Sie können sich mit jeder beliebigen rezeptfreien Antipilzcreme behelfen. Sorgen Sie dafür, dass der Leistenbereich kühl und trocken bleibt. Vermeiden Sie Hosen beziehungsweise Kleidung aus synthetischen Materialien, wenn irgend möglich, weil diese Sie zum Schwitzen bringen und das Problem verschlimmern. Ein besonderer Tipp: Wenn Sie einen Sportler- oder Athletenfuß (also einen Fußpilz) haben, kann es passieren, dass Sie die Infektion beim Anziehen Ihrer Hose von Ihrem Fuß auf Ihre Leiste übertragen. Merken Sie sich daher die Faustregel: Erst die Socken, dann die Unterhose – und schon wird Ihnen das nicht mehr passieren.

Was ist Gynäkomastie? Bedeutet es dasselbe wie Männerbrüste oder nicht?

Männerbrüste und Gynäkomastie sind streng genommen nicht dasselbe, auch wenn beide Ausdrücke oft durcheinandergebracht werden. Die Gynäkomastie ist ein vor allem bei männlichen Jugendlichen verbreitetes Leiden, bei dem aufgrund von hormonellen Einflüssen festes, zartes Brustgewebe unter den Brustwarzen wächst. Normalerweise wird sie durch einen steigenden Östrogenspiegel während der Pubertät verursacht und verschwindet auch ohne Behandlung im Lauf einiger Jahre von selbst wieder. In diesem Alter ist das, wie gesagt, keine Seltenheit. Bei Erwachsenen kann sie durch die Einnahme anaboler Steroide, bestimmter (sowohl rezeptpflichtiger als auch rezeptfreier) Medikamente sowie durch Cannabiskonsum ausgelöst werden. Gelegentlich verdankt sich eine Gynäkomastie auch einem Tumor oder einer hormonellen Erkrankung. Sie sollten erwägen, sich untersuchen zu lassen, um die Ursache festzustellen, die mit der Hirnanhangsdrüse, der Leber oder den Hoden zu tun haben kann. Dies würde bedeuten, dass Sie behandelt werden müssen. Zu den Behandlungsmöglichkeiten zählt eine medikamentöse Reduzierung des zusätzlichen Brustgewebes oder, in seltenen Fällen, ein chirurgischer Eingriff.

Männerbrüste sind etwas anderes. Sie sind, freiheraus gesagt, einfach nur Fett, das sich durch schlechte Ernährung, einen ungesunden Lebensstil und einen Mangel an Sport und Bewegung ansammelt. Bei dieser »falschen Gynäkomastie« findet kein Wachstum der Brustdrüse statt, die auch nicht zu ertasten ist. Männerbrüste bekämpft man durch eine Generalüberholung seines Lebensstils – indem man weniger trinkt, einen gesunden Speiseplan aufstellt und Sport treibt.

Ich bin männlich, 19 Jahre alt und habe eine wirklich hohe Stimme, was ich hasse. Kann ich irgendetwas tun, damit sie tiefer wird?

Ihre Erbanlagen legen fest, was für ein Typ Sie sind, aber es besteht immer die Möglichkeit, dass Sie einfach weniger männliche Hormone haben als andere Männer. Es wird das Beste sein, wenn ein Arzt Sie untersucht, um Ihre Körperform und Haarverteilung zu beurteilen und sich ein Bild von Ihren Genitalien und Ihrem Entwicklungsstand zu machen. Sollte er irgendwelche Bedenken haben, kann er einen Bluttest durchführen, um einige Ihrer Hormone zu messen, oder Sie an einen Spezialisten für Drüsenprobleme verweisen – einen Endokrinologen. Eine Korrektur Ihrer Hormonspiegel könnte Ihnen dann mit Ihrer Stimme weiterhelfen. Wahrscheinlich haben Sie sich aber ganz normal entwickelt. Zigaretten und Whisky sind in diesem Fall wohl keine vernünftige Alternative, um etwas an Ihrer Stimme zu verändern. Es gibt jedoch Logopäden, die Ihnen vielleicht beibringen können, wie Sie Ihre Stimme durch bestimmte Übungen senken.

Können Männer Brustkrebs kriegen, wenn sie keine Brüste haben?

In der Tat kriegen auch Männer Brustkrebs, also ist die Antwort ja, obwohl dies höchst selten vorkommt. Von allen Brustkrebserkrankungen entfällt weniger als ein halbes Prozent auf Männer, von denen auch nur ganz wenige unter 60 sind. Also ist es wirklich nicht nötig, dass Männer regelmäßig ihre Brust untersuchen lassen.

Das einzige bekannte Risiko für männlichen Brustkrebs ist eine Chromosomenstörung namens Klinefelter-Syndrom, die etwas häufiger bei schwarzen Männern vorzukommen scheint.

Was ist eine normale Penisgröße?

Erstaunlich viele Männer machen sich Gedanken über diese Frage, dabei gibt es keine »normale« oder »richtige« Penisgröße, und jeder Penis fällt anders aus. Manche sind riesig, andere winzig, doch besagen statistische Untersuchungen, dass der Durchschnitt bei rund 8 Zentimetern im schlaffen und rund 13 bis 15 Zentimetern im erigierten Zustand liegt. Auch im schlaffen Zustand herrscht eine enorme Variationsbreite, und in der unter Jugendlichen gelegentlich zu hörenden Frage, ob jemand diesbezüglich »Bluter« oder »Fleischer« sei, steckt ein Körnchen Wahrheit: Ein Schniedel, der in der Umkleidekabine durch seine Größe besticht, wird wahrscheinlich im erigierten Zustand kaum größer werden, während Penisse, die im schlaffen Zustand kleiner sind, stärker anschwellen, wenn sie erigieren. Die schlaffe Größe sagt also nichts über die erigierte Größe aus. Darüber hinaus zeigen Studien, dass nur sehr wenige Männer tatsächlich bei einer Erektion einen überdurchschnittlich langen Penis bekommen.

Wenn Sie Ihren Penis von oben betrachten, wird er Ihnen kleiner erscheinen, als er in Wirklichkeit ist. Ihr Penis wird auch kleiner aussehen, wenn Sie übergewichtig sind und die Peniswurzel teilweise von Fett verdeckt ist. Wenn Sie abnehmen, wird Ihnen Ihr Penis größer erscheinen, ebenso, wenn Sie Ihr Schamhaar kurz halten. Und denken Sie daran, dass das, was Sie vielleicht in Pornofilmen gesehen haben, nahezu immer die Ausnahme von der Regel ist und nicht das, womit die meisten Männer herumlaufen!

Wie kann ich meinen Penis vergrößern? Halten Tabletten zur Penisvergrößerung, was sie versprechen?

Die meisten Männer befürchten, ihr Penis sei zu klein, während in Wirklichkeit viele von ihnen einen – zumindest medizinisch gesehen – durchschnittlich großen und somit normalen Penis haben. Leider jedoch gibt sich das männliche Ego mit »durchschnittlich« nicht gerne zufrieden. Ein Penis würde nur dann als ungewöhnlich klein gelten, wenn er im erigierten Zustand weniger als 7,6 Zentimeter mäße. In ihrer überwältigenden Mehrheit haben Männer, die eine Penisvergrößerung wünschen, tatsächlich einen normal großen Penis.

Es gibt im Wesentlichen zwei chirurgische Techniken zur Penisvergrößerung. Bei der ersten vergrößert man den Umfang (die Breite) des Penis, indem man Fett von einem anderen Teil des Körpers in ihn injiziert. Manchmal wird auch Silikon statt Fett verwendet. Auf diesem Weg lässt sich der Umfang um rund 4 Zentimeter erweitern.

Bei der zweiten Technik geht es um die Penislänge. Dabei wird das Band *(Ligamentum suspensorium penis)*, mit dem der Penis im Körper befestigt ist, durchtrennt und der Penis ein Stück herausgezogen. Auf diese Weise kann man ihn um rund 2,5 Zentimeter verlängern.

Zu den Risiken bei beiden Operationen gehören Infektionen, Gefühlsverlust, Schmerzen, Inkontinenz und Impotenz.

Und die Vergrößerungspillen? Tja, wenn sie wirken würden, dann würden wir Männer angesichts unserer Eitelkeit wohl alle mit Monsterteilen protzen, oder? Sie wirken nicht. Auf zahlreichen Websites werden sogenannte pflanzliche Penisvergrößerungskapseln oder -salben angepriesen. Trotz aller eindrucksvollen Behauptungen, mit denen diese Angebote aufwarten, wurde bislang nicht ein einziger klinischer Nachweis dafür erbracht, dass sie etwas bewirken.

Beunruhigender ist allerdings die Tatsache, dass diese pflanzlichen Mittel, die keinerlei Kontrolle unterliegen, eine Gefahr für Sie darstellen könnten. Bei einer Analyse einiger der im Internet angebotenen Pillen fanden sich Spuren von Blei, Pestiziden, den gefährlichen

Wussten Sie, dass …
immer noch 28 Prozent aller Männer rauchen? Und 27 Prozent aller Männer trinken Alkohol in Mengen, die ihrer Gesundheit schaden könnten.

E. coli-Bakterien sowie eine hohe Belastung mit tierischen Fäkalien. Viele Frauen versuchen ihre Männer daher mit dem Satz zu beruhigen: »Nicht die Größe, die Technik zählt!« Wobei die entsprechende englische Wendung etwas poetischer klingt: »Es kommt nicht auf die Größe des Bootes an, sondern auf die Wellenbewegung des Ozeans.«

Gibt es irgendeinen medizinischen Grund dafür, warum so viele Männer beschnitten sind? Gibt es irgendeinen Anhaltspunkt dafür, dass ein beschnittener Penis gesünder ist als ein unbeschnittener?

Mit einem Wort: Nein. Es gibt keinen Grund dafür, dass so viele männliche Babys beschnitten wurden. Zwar zeigen die verfügbaren wissenschaftlichen Befunde, dass es einen gewissen potenziellen Vorteil hat, beschnitten zu sein, insofern dann Peniskrebs, Harnwegsinfektionen und sexuell übertragbare Krankheiten wie HIV seltener auftreten. Doch ist dieser Nutzen quantitativ zu gering, um eine routinemäßige Beschneidung aller Männer zu rechtfertigen. Tatsächlich wäre es töricht, sich mittels einer Beschneidung vor diesen Leiden schützen zu wollen.

Zu den medizinischen Gründen für die Beschneidung eines Erwachsenen gehören eine Unfähigkeit, die Vorhaut zurückzuziehen *(Phimose)*, wiederholte Entzündungen der Vorhaut und der Eichel *(Balanitis)* sowie der Vorhaut *(Posthitis)*. Zu möglichen Komplikationen infolge der Beschneidung eines Erwachsenen zählen eine Veränderung des Empfindens beim Geschlechtsverkehr, Blutungen, schlechte kosmetische Resultate und Infektionen.

Ich wurde als Baby beschnitten und habe infolgedessen einen sehr empfindungslosen Penis. Auch gefällt es mir überhaupt nicht, wie er aussieht. Kann man seine Vorhaut wiederherstellen?

Einen wirklichen klinischen Grund, Babys zu beschneiden, gibt es heutzutage nicht, und viele Männer sind unglücklich darüber, dass sie beschnitten wurden. Die große Diskussion über die Frage, ob eine Beschneidung gut oder schlecht ist, wogt noch immer. Die Gegner führen den Verlust der Empfindsamkeit sowie eines gewissen Schutzes, Austrocknung, Hornhautbildung und ästhetische Gründe ins Feld, während die Befürworter sich auf größere Hygiene, ein selteneres Auftreten von HIV-Übertragungen und eine niedrigere Peniskrebsrate berufen.

Man hat Techniken zur Wiederherstellung der Vorhaut entwickelt, doch kann es lange dauern, bis diese greifen. Oft wird dabei einfach die vorhandene Haut mir kleinen Gewichten so weit gedehnt, bis sie über die Eichel gezogen werden kann. Natürlich gibt es nur sehr wenig lose Haut, mit der man den Anfang machen muss, und da die Hautzellen nur sehr langsam wachsen – wie die Haut über einem Transplantat oder einer offenen Wunde –, können Sie sich vorstellen, dass Monate und sogar Jahre vergehen, bis eine künstliche Vorhaut herangewachsen ist.

Ich habe mir beim Geschlechtsverkehr die Vorhaut angerissen. Sie tut wirklich weh und scheint nicht zu heilen. Was soll ich tun?

Sie müssen sich unbedingt von einem Urologen untersuchen lassen. Der kann Ihnen sagen, ob Ihre Vorhaut operativ »repariert« werden muss – oder ob Sie eine Beschneidung brauchen. Bis dahin sollten Sie es mit dem Sex ruhiger angehen lassen und jede Menge Gleitmittel verwenden.

Stimmt es, dass man sich tatsächlich den Penis brechen kann? Ich habe Geschichten von Männern gehört, die wilden Sex hatten und dabei ihren Penis umknickten, aber gehört das nicht ins Reich der Legende? Ein Penis hat schließlich keine Knochen.

Es *ist* tatsächlich möglich, sich den Penis zu brechen. Zwar hat er keine Knochen, aber eine dicke äußere Membran, die die Schwellkörper schützt – sie ist es, die brechen kann. Es handelt sich um eine nicht gerade häufige Verletzung, dafür um eine umso schmerzhaftere. Möglich ist sie nur im erigierten Zustand, durch zu heftigen Sex oder zu heftiges Onanieren. Viele Männer, denen dies widerfahren ist, berichten, es geschehe mit einem knallenden oder knackenden Laut und der Penis nehme eine dunkle schwarze/blaue Färbung an. Die Verletzung gilt als medizinischer Notfall und wird am besten operativ behandelt. Mit der Operation bezweckt man heutzutage vor allem, die Schmerzen zu lindern und Folgen wie eine erektile Dysfunktion, Schwierigkeiten beim Wasserlassen oder eine Verunstaltung zu verhindern. Je schneller das gerissene Gewebe repariert werden kann, desto eher kann der Heilungsprozess beginnen. Männer, die ihren Schniedel brechen, sind normalerweise jung, sexuell aktiv und im höchsten Maße darauf erpicht, so schnell wie möglich wieder Sex zu haben. Wenn Ihnen ein solches Unglück widerfährt, würde ich unbedingt empfehlen, zu Ihrem Hausarzt zu gehen und sich zu einem Urologen überweisen zu lassen, der Ihren Penis untersucht und, wenn nötig, repariert. Oder begeben Sie sich direkt zur nächsten Notaufnahme.

Wussten Sie, dass …
ein Mann im Durchschnitt davon ausgehen kann, 15 Jahre seines Lebens ernsthaft oder chronisch krank zu sein? Die meisten Männer sind zu dick für ihre Gesundheit: 45 Prozent sind medizinisch als übergewichtig definiert und weitere 17 Prozent als fettleibig (adipös).

Warum habe ich solche Probleme mit öffentlichen Toiletten? Ich kann nicht in ein Pissoir urinieren, wenn andere Männer in der Nähe sind.

Es ist überraschend weit verbreitet, dass Männer nicht urinieren können, wenn sie andere Männer um sich haben. Das hat keinen körperlichen Grund, sondern etwas mit »Lampenfieber« zu tun und wird als Schüchterne-Blase-Syndrom *(Paruresis)* bezeichnet. Vielleicht müssen Sie einen Verhaltenstherapeuten oder einen kognitiven Verhaltenstherapeuten zu Rate ziehen, der Sie sukzessive an die Vorstellung heranführen kann, in der Nähe anderer Menschen zu urinieren.

Sie können aber auch lernen, sich selbst zu »dekonditionieren«. Sie würden dafür zunächst versuchen, bei geschlossener Tür in der Kabine einer öffentlichen Toilette zu pinkeln. Wenn das geht, lassen Sie als Nächstes die Tür halb offen. Im nächsten Schritt bleibt die Tür ganz auf. Dann suchen Sie sich ein wirklich großes öffentliches WC, zum Beispiel an einer Autobahntankstelle, und üben sich darin, in reichlichem Abstand von anderen Männern zu pinkeln. Während des folgenden Jahres verringern Sie den Abstand immer weiter, bis Sie es schaffen, in ziemlicher Nähe zu anderen Toilettennutzern Ihr Wasser zu lassen.

Gibt es auch bei Männern ein Absinken der Hormonspiegel, wie es Frauen in ihren Wechseljahren erleben?

Zwar sprechen manche von einer *Andropause*, doch ist dies eine einigermaßen umstrittene Frage. Sie dürfte damit zusammenhängen, dass viele Männer in ihren mittleren Jahren die Erfahrung von Abgespanntheit, Antriebsschwäche, Konzentrationsmangel und nachlassendem sexuellen Verlangen machen. Die Spiegel der männlichen Hormone sinken dabei nicht nachweisbar ab, während bei Frauen der Östrogenspiegel in der Menopause drastisch zurückgeht. Manche Wissenschaftler sind jedoch davon überzeugt, dass zwar der Testosteronspiegel insgesamt nicht abnimmt, aber die Signalmoleküle auf den Zellen (die normalerweise auf Testosteron reagieren) ihre Reizempfindlichkeit verlieren. Das würde bedeuten, dass das Testosteron zwar vorhanden ist, aber der Körper nicht darauf reagiert.

Hormonspiegel lassen sich messen, und es gibt eine Anzahl verschiedener (rezeptpflichtiger) Testosteron-Ergänzungsmittel in Form von Pillen, Pflastern und Hautgels.

Eine Testosteron-Ersatztherapie kann bei einer Reihe von Leiden wie Diabetes und erektiler Dysfunktion zu einer Verbesserung führen.

Ich habe manchmal Blut in meinem Samen, was mir ziemliche Angst macht. Ist das etwas Ernstes?

Blut im Samen kann ein besorgniserregender Anblick sein, ist aber normalerweise nichts Schlimmes und erfordert keine Behandlung. Zu viel oder zu heftiger Sex ist nicht die Ursache. Es könnte vielmehr an einer Entzündung der Prostata oder sogar an winzigen Blasensteinen liegen. Auch eine leichte Hodenreizung oder Geschlechtskrankheit ist ein möglicher Grund. Selten verdankt sich Blut im Samen etwas so Unheilvollem wie Krebs, aber wenn es nicht von selbst weggeht, ist es wahrscheinlich am besten, sich ärztlich untersuchen zu lassen, um sicherzustellen, dass alles in Ordnung ist.

Ich habe hin und wieder eine fiese, mit roten Flecken verbundene Reizung an der Spitze meines Penis. Sie kann jucken und ziemlich unangenehm sein. Um was könnte es sich dabei handeln?

Wussten Sie, dass …
31 Prozent aller männlichen Todesfälle unter 75 auf Krebs zurückzuführen sind als zweithäufigster Todesursache? Jährlich wird bei 124 000 Männern aller Altersklassen eine Krebserkrankung festgestellt, an der über 80 000 der Betroffenen sterben. Unter den Krebsarten, die nur Männer betreffen, ist Prostatakrebs am häufigsten. Man geht davon aus, dass sich die Zahl der Neuerkrankungen im Lauf der nächsten 20 Jahre verdreifachen wird. Wenn die Erkrankung frühzeitig erkannt wird, sind die Heilchancen allerdings sehr gut. Die Deutsche Krebshilfe empfiehlt daher Männern ab 45 die von den Krankenkassen angebotene kostenlose Früherkennungsuntersuchung.

Die wahrscheinlichste Ursache ist eine Balanitis, also eine Entzündung der Eichel. Diese wird nicht sexuell übertragen, sondern verdankt sich einem übermäßigen Wachstum von Organismen, die sich natürlicherweise unter der Vorhaut befinden. Am verbreitetsten ist sie daher bei nicht beschnittenen Männern. Es ist wichtig, dass Sie jeden Tag die Vorhaut zurückziehen und sich auch unter ihr reinigen – ebenso nach dem Geschlechtsverkehr. Normalerweise ist keine Behandlung erforderlich, da die Entzündung oft von selbst abklingt, doch kann eine rezeptfreie Antipilzcreme die Heilung beschleunigen.

Der beste Rat ist, dafür zu sorgen, dass diese Stelle sauber und trocken ist. Wenn die Pilzinfektion immer wiederkehrt, dann müssen Sie sich sehr gewissenhaft mit einer Antipilzcreme behandeln und dies im Erfolgsfall mindestens zwei Wochen nachdem der Ausschlag abgeklungen ist, fortsetzen, um ein erneutes Auftreten zu verhindern.

Top 10 der größten Gesundheitsgefahren für den Mann

1. Krebs

Lungenkrebs ist die häufigste aller krebsbedingten Todesursachen bei Männern, gefolgt von Prostatakrebs und Darmkrebs. Um Ihr Krebsrisiko zu senken, sollten Sie folgende Regeln befolgen: Rauchen Sie nie. Achten Sie darauf, dass Ihr Gewicht in einem gesunden Rahmen bleibt, indem Sie sich planvoll gut ernähren und körperlich fit halten. Genießen Sie Alkohol nur in Maßen. Und meiden Sie allzu viel Sonnenschein.

2. Herzleiden

Das Risiko dieser Gefährdung der eigenen Gesundheit lässt sich verringern, indem man sich für einen gesünderen Lebensstil entscheidet, also zum Beispiel nicht raucht und sich auf eine Weise ernährt, die reich an Gemüse, Früchten, Vollkornprodukten, Ballaststoffen und Fisch ist. Mäßigen Sie Ihren Verzehr von Speisen mit einem hohen Anteil an gesättigten Fettsäuren und Natrium. Behandeln Sie hohen Blutdruck und einen erhöhten Cholesterinspiegel und machen Sie regelmäßig Fitnessübungen.

3. Verletzungen

Die häufigsten tödlichen Unfälle von Männern sind Autounfälle, also fahren Sie immer angeschnallt, halten Sie sich an Geschwindigkeitsbegrenzungen, setzen Sie sich nie unter Alkohol- oder Drogeneinfluss, dafür aber immer gut ausgeruht ans Steuer. Stürze und Vergiftungen sind weitere führende Ursachen tödlicher Unfälle. Ein Kohlenmonoxid-Messgerät in der Nähe des Schlafzimmers kann Leben retten.

4. Schlaganfall

Nicht alle Risikofaktoren für einen Schlaganfall kann man selbst beeinflussen, wie etwa seine Familiengeschichte, sein Alter und seine genetische Prädisposition. Andere aber, wie Nikotingenuss sowie einen hohen Cholesterinspiegel und Blutdruck, kann man kontrollieren.

5. COPD

Chronisch obstruktive Lungenerkrankung (COPD) heißt eine Gruppe von chronischen Lungenerkrankungen, zu der Bronchitis und Lungenemphyseme gehören. Hauptursache ist wiederum das Rauchen, also auch hier wieder: Lassen Sie's bleiben!

6. Typ-2-Diabetes

Dieser häufigste Diabetes-Typ ist mit Komplikationen wie Herzerkrankungen, Blindheit sowie Nerven- und Nierenschäden verbunden. Um einem Diabetes mellitus Typ 2 vorzubeugen, sollten Sie abnehmen, wenn Sie übergewichtig sind, auf eine an Früchten, Gemüse und fettarmen Speisen reiche Ernährung achten und körperliche Aktivitäten in Ihren Tagesablauf einbauen.

7. Grippe

Die Influenza, »echte« Grippe oder Virusgrippe ist eine verbreitete Virusinfektion, deren Komplikationen vor allem für Menschen mit einem schwachen Immunsystem oder chronischen Krankheiten tödlich sein können. Was man am besten dagegen tun kann? Sich einmal im Jahr impfen lassen.

8. Selbstmord

Ein zentraler Risikofaktor hierfür sind Depressionen. Wenn Sie glauben, an einer Depression zu leiden, dann suchen Sie Ihren Arzt auf. Depressionen kann man behandeln.

9. Nierenleiden

Nierenversagen ist eine häufige Komplikation von Diabetes oder hohem Blutdruck. Also ist es wichtig, dass Sie und Ihr Arzt diese Faktoren unter Kontrolle behalten.

10. Alzheimer-Krankheit

Es existiert keine bewährte Möglichkeit, eine Alzheimer-Erkrankung zu verhindern, die folgenden Punkte aber können helfen: Achten Sie auf Ihr Herz, vermeiden Sie Kopfverletzungen, halten Sie Ihr Gewicht in einem gesunden Rahmen, rauchen Sie nicht und bleiben Sie geistig rege.

Gelegentlich kann ein rezidivierender Soor ein Anzeichen für einen Diabetes im Frühstadium sein, also sollten Sie womöglich Ihren Hausarzt fragen, ob er es für ratsam hält, eine Probe Ihres Samens auf Ihren Glukose-Spiegel untersuchen zu lassen.

Hilfe! Mein Penis biegt sich! Was ist da los?

Penisse kommen in vielen Formen und Größen daher, besonders wenn sie schlaff sind. Im erigierten Zustand pflegen sie sich in Form und Größe ähnlicher zu sehen. Ein normaler erigierter Penis ist leicht gekrümmt, kann sich aber auch um bis zu 30 Grad in eine Richtung biegen, ohne dass dies irgendwie problematisch wäre.

Wenn sich Ihr Penis immer stärker krümmt, könnten Sie unter der sogenannten Peyronie-Krankheit leiden. Sie befällt vier Prozent aller Männer über 40, und obwohl ihre genaue Ursache unbekannt ist, geht man davon aus, dass sie von einer Verletzung des erigierten Penis herrührt (die Sie vielleicht nicht bemerkt haben). Jedenfalls entzündet sich bei dieser Erkrankung das schwammartige Schwellkörpergewebe, was zu Narben im Oberflächengewebe des Penis führen kann. Entzündung und Narben führen dazu, dass sich die Haut verhärtet und zusammenzieht und in der Folge der Penis-Schaft verkrümmt. Da die Peyronie-Krankheit in der Familie liegen kann, sind manche Männer wahrscheinlich genetisch für sie veranlagt.

Nehmen Sie Ihren erigierten Penis mit einer Digitalkamera auf, damit Sie Ihrem Hausarzt mit einem Bild bei der Diagnose helfen können. Es ist sehr schwierig, die Peyronie-Krankheit an einem schlaffen Penis festzustellen. Viele Urologen führen daher auf chemischem Weg eine Erektion herbei, um den Penis gründlich untersuchen zu können.

Vitamin-E-Ergänzungsmittel helfen mitunter, Schmerzen und Deformität zu lindern. Zu den Medikamenten, mit denen man dieses Leiden behandelt, zählen Tamoxifen, das normalerweise gegen Brustkrebs angewandt wird, und Verapamil, das man oft gegen Bluthochdruck einsetzt.

Auch hochenergetische Schallwellen (Stoßwellen) können dazu genutzt werden, Schmerzen und Deformität zu verringern.

Eine seit mehr als einem Jahr bestehende Peyronie-Krankheit, die nicht auf andere Behandlungsformen angesprochen hat, wird sich wahrscheinlich nur auf operativem Weg heilen lassen. Eine Möglichkeit besteht darin, ein Stück Gewebe von der gegenüberliegenden Seite des Penis zu entfernen, um einen Ausgleich zu der betroffenen Stelle zu schaffen. Der Penis sollte dann wieder gerade werden, er wird aber ein bis drei Zentimeter kürzer sein.

Eine andere chirurgische Technik besteht darin, Gewebe, normalerweise eine Vene aus der Leistengegend oder von einem Fußknöchel, in den betroffenen Bereich einzupflanzen. Dadurch wird die verhärtete Stelle beweglicher, ohne dass man eine Verkürzung des Penis in Kauf nehmen muss, doch haben manche Männer nach der Operation Schwierigkeiten, eine Erektion zu bekommen.

Können Sie mir etwas mehr über Hodenkrebs erzählen? Wenn man da einen Knoten findet, heißt das dann schon, dass man betroffen ist? Wie kann man sein Risiko verringern?

Hodenkrebs ist die häufigste Krebsart unter jungen Männern, damit aber immer noch eine seltene Erkrankung – und für eine Hodengeschwulst gibt es zahlreiche andere mögliche Gründe. Dazu zählt eine Epididymitis (Nebenhodenentzündung), also eine Entzündung der Röhre, die das Sperma enthält. Auch Skrotalzysten und Hernien (Brüche) können Geschwülste verursachen. Eine Hydrozele oder ein Wasserbruch ist eine Ansammlung von Flüssigkeit im Hodensack, die sich wie ein weicher Knoten anfühlt. Eine Varikozele ist eine Ansammlung von vergrößerten Blutgefäßen im Hodensack. Und eine Epididymoorchitis ist eine Entzündung von Hoden und Hodensack, die oft durch eine bakterielle Infektion oder einen Virus wie Mumps hervorgerufen wird und bei der der Hoden sich verdrehen kann und schmerzhaft anschwillt.

Vielleicht haben Sie Schmerzen und eine Schwellung im Hoden- oder Leistenbereich, doch sind eigentlich nur wenige Tumore schmerzhaft. Ein Knoten und ein Gefühl der Schwere im Hodensack sind das häufigste erste Anzeichen von Hodenkrebs. Manchmal sammelt sich auch Flüssigkeit im Skrotum an; auch kann sich die Brust vergrößern und zarter werden und eine allgemeine Müdigkeit eintreten.

Zu den Risikofaktoren gehören nicht herabgestiegene Hoden: Männer mit einem Hoden, der nie herabgestiegen ist, haben ein höheres Risiko, selbst wenn die Hodenretention operativ korrigiert wurde. Das Alter ist ein weiterer Risikofaktor: Am häufigsten bekommen junge Männer im Alter zwischen 15 und 35 Jahren Hodenkrebs. Auch ist er unter weißen Männern verbreiteter.

Bedenken Sie, dass die überwältigende Mehrheit der Hodentumore behandelbar und heilbar ist, wenn man sie rechtzeitig entdeckt. Achten Sie also darauf, Ihre Hoden einmal im Monat abzutasten.

Ich habe einen Kranz kleiner Pickel rund um den Rand meiner Eichel. Ich habe Angst, dass es sich um Warzen handeln könnte, aber ich habe sie schon, solange ich denken kann. Was soll ich tun?

Das hört sich ganz nach einer völlig harmlosen Abart von etwas an, was man bei vielen Männern findet und als »Hornzipfelchen», manchmal auch *Papillae coronae glandis* genannt oder als *Hirsuties papillaris penis* bezeichnet. Diese sind absolut gutartig und bilden sich nicht aufgrund einer sexuell übertragbaren Infektion. Wir wissen nicht, wodurch sie hervorgerufen werden, sind aber sicher, dass sie in keinem Zusammenhang mit Geschlechtsverkehr oder individueller Hygiene stehen. Sie sind bei Männern in ihren Zwanzigern und Dreißigern recht weit verbreitet, und auch nicht beschnittene Männer berichten häufig über diese Papillen. Wenn sie sehr auffällig und unansehnlich sind

Wussten Sie, dass …
Ihr Gehirn mit derselben Leistung arbeitet wie eine 10-Watt-Glühbirne? Selbst wenn Sie schlafen, erzeugt Ihr Gehirn so viel Energie wie eine kleine Glühbirne.

und Ihr Selbstvertrauen schmälern, können Sie sie mittels Kohlendioxidlaser entfernen lassen. Das ist aber selten erforderlich.

Ich lese immer wieder über Prostatakrebs, aber was genau ist denn eigentlich die Prostata? Was ist ihre Funktion?

Die Prostata ist eine kleine Drüse von ungefähr der Größe einer Walnuss oder einer kleinen Pflaume, die sich unterhalb Ihrer Blase in Ihrem Unterleib befindet. Die Röhre, durch die Sie Ihren Harn lassen, geht mitten durch die Prostata. Deren Aufgabe ist es, die Flüssigkeit zu produzieren, die den Samen bildet, also jene Flüssigkeit, in der die Spermien schwimmen. Die Prostata kann sich chronisch entzünden, sie kann sich allmählich vergrößern und die Harnfunktionen beeinträchtigen, und sie kann Krebs entwickeln. Symptome dieser Probleme sind unter anderem Schmerzen, ein verstärkter Harndrang, Harnträufeln nach dem Pinkeln sowie ein oftmaliges nächtliches Bedürfnis zu urinieren. Ein sehr verbreitetes Leiden, das viele Männer ab einem Alter von 50 Jahren an ihrer Prostata befällt, ist eine *benigne Prostatahyperplasie* (BPH). Sie hat nichts mit Krebs zu tun, kann aber den Urinfluss behindern und die oben beschriebenen Symptome hervorrufen. Zu den Behandlungsmöglichkeiten zählen Abwarten und Nichtstun, wenn die Symptome nicht zu lästig sind, die Einnahme von Medikamenten zum Schrumpfen der Drüse sowie eine Operation, um die Einklemmung der Harnröhre zu beheben.

Schrumpft der Penis wirklich mit dem Älterwerden? Die älteren Männer, die ich gesehen habe, schienen in der Tat kleinere Schniedel zu haben als jüngere Männer.

Nein, haben sie nicht, wie ich zu Ihrer Erleichterung feststellen kann. Sonst gäbe es ja auch wenig, auf das man sich im Alter freuen könnte! In Wirklichkeit bleibt die Penisgröße ab der Pubertät ziemlich unverändert. Jedoch bildet sich immer mehr Bauchfett und Fett im Schambereich, wodurch Ihr Penis ein Stück weit verdeckt wird und dadurch kleiner wirkt. Stärke und Häufigkeit der Erektionen lassen jedoch nach. Wenn Sie auch mit zunehmenden Jahren Ihr Gewicht unter Kontrolle behalten, wird Ihnen das helfen, das Problem des »schrumpfenden Penis« zu vermeiden.

Bei mir ist das Hautstückchen, das die Vorhaut mit der Eichel verbindet, gerissen und hat zu Schmerzen und Blutungen geführt. Muss man die Verbindung wiederherstellen?

Das passiert in einzelnen Fällen, wenn das Bändchen zwischen dem Rand der Eichel und der Vorhaut zu kurz ist. Das fragliche kleine Hautstück, das bei Ihnen gerissen ist, heißt Vorhautbändchen oder Frenulum. Es kann binnen etwa zweier Wochen von selbst heilen, wenn man es in Ruhe lässt. Manchmal kann es allerdings auch zu einer Vernarbung kommen, was zu einer Verkürzung des Frenulums und wiederholten Problemen führen würde. Ist das der Fall, dann wäre eine Beschneidung die beste Lösung, also empfehle ich Ihnen, Ihren Arzt um Rat zu fragen.

Warum bewegen sich meine Hoden, wenn ich ruhig daliege, zum Beispiel, wenn ich in der Badewanne oder im Bett liege und es warm habe? Ist das normal?

Alle Männer wissen, dass ihre Hoden lose herabhängen, wenn es warm ist, und sich an den Körper anschmiegen, wenn es kalt ist. Dasselbe passiert, wenn sie mit kaltem Wasser in Berührung kommen. Die Hoden befinden sich in einem Hautsack namens Skrotum oder Hodensack und sind anatomisch außerhalb des Körpers angebracht, damit ihre Temperatur unterhalb der normalen Körpertemperatur bleibt. Dadurch können sie ihre beiden Hauptfunktionen – Spermien zu bilden sowie Testosteron zu erzeugen und freizusetzen – biochemisch effizienter erfüllen. Dadurch sind sie natürlich auch ziemlich ungeschützt, wie schon jeder Junge weiß.

Deshalb gibt es einen interessanten, wenn auch etwas überholten Reflex mit dem Namen *Kremasterreflex* oder Hodenheberreflex. Streicht man über die Innenseite des Oberschenkels, dann bewegen sich die Hoden von der berührten Stelle weg. Dieser Reflex entwickelte sich zu einer Zeit, als wir noch nackt in der Gegend herumliefen, und diente dazu, die Hoden in Sicherheit zu bringen.

Für die Bewegungen, die Sie beobachten können, sind vor allem zwei Muskeln verantwortlich: der Kremastermuskel, der den soeben beschriebenen Effekt bewirkt, und eine Muskelschicht namens *Tunica dartos,* die dabei hilft, den Hoden im Hodensack auf und ab zu bewegen.

Die Hodenbewegung wird im Wesentlichen über eine Temperaturregulierung gesteuert. Je nach Temperatur dehnt sich der Kremastermuskel aus, oder er zieht sich zusammen.

Interessanterweise bewegen sich die Hoden auch, wenn wir sexuell erregt sind. Unmittelbar vor der Ejakulation steigen sie auf, um direkten Körperkontakt zu bekommen, und schwellen aufgrund eines Mechanismus namens Vasokongestion, also der Blutstauung im Becken bei sexueller Erregung, an. Hält der Zustand sexueller Erregung lange genug an, dann können die Hoden ihre Größe nahezu verdoppeln, um dann nach dem Orgasmus wieder auf ihr Normalmaß zu schrumpfen.

Wussten Sie, dass …

der stärkste Muskel des menschlichen Körpers die Zunge ist? Zwar können Sie mit ihr keine großen Gewichte heben, aber im Verhältnis zu ihrer Größe ist sie tatsächlich der stärkste Muskel.

Die Bewegungen, die Sie beschrieben haben, sind also völlig normal.

Ich habe eine große Krampfader an einem Hoden. Sollte sie behandelt werden, und wenn ja, wie?

Mit krampfadrigen Hodenvenen, auch als Varikozelen bekannt, geht häufig vor allem im Stehen ein dumpfer Schmerz einher. Bei manchen Männern kann eine große Varikozele zu Erektionsstörungen führen. Weil sie einen verstärkten Blutfluss in dem betroffenen Bereich bewirkt, kann sie die Temperatur des Hodens erhöhen, was die Qualität und Quantität der Spermien mindert. All das zusammengenommen bedeutet, dass Sie die Varikozele operativ entfernen lassen können, wenn die Symptome erheblich sind, wenn die Größe der Vene Anlass zur Sorge gibt oder wenn Ihre Fruchtbarkeit gefährdet ist. Wenn nicht, dann können Sie sie einfach sich selbst überlassen. Bei der Operation wird ein Schnitt in den Hodensack gemacht, die abnormen Venen werden durchtrennt und verschlossen, und die gewundene, erweiterte Vene wird entfernt. Nach einer Woche ist man normalerweise völlig wiederhergestellt.

Wussten Sie, dass …
die Selbstmordrate von Männern steigt? In den vergangenen 25 Jahren hat sie sich bei 15- bis 24-jährigen Männern verdoppelt.

Ich bin ein leidenschaftlicher Radfahrer, aber meine Freunde ziehen mich immer damit auf, dass mein Penis durchs Radfahren schrumpfen wird – kann da wirklich etwas dran sein?

Leider enthält diese Stichelei ein Körnchen Wahrheit. Die Bewegungen und Belastungen, die mit dem Radfahren verbunden sind, können zu viel Druck auf den Damm ausüben und dazu führen, dass sich Penis und Hodensack zusammenziehen.

Interessanterweise scheinen Ihre Freunde nichts von Impotenz gesagt zu haben. Obwohl das letzte Wort in der Frage, ob Fahrradfahren »Radler-Impotenz« verursacht, noch nicht gesprochen ist – im Wesentlichen, weil noch keine qualifizierte oder wissenschaftlich akzeptable Studie zu diesem Thema existiert –, gibt es doch reichlich anekdotische und klinische Anhaltspunkte dafür, dass langes Fahrradfahren oder Ausdauerradeln sowohl Taubheit und Beschwerden im Genitalbereich als auch vorübergehende Impotenz verursacht.

Zum Teil besteht das Problem darin, dass der lange, schmale und harte Sattel auf den Damm drückt und die Nerven und großen Blutgefäße zusammenpresst, die den Penis versorgen und letztlich eine Erektion steuern und aufrechterhalten.

Die Zahl jugendlicher Radfahrer, die wegen Potenzproblemen einen Arzt aufsuchen, hat zweifellos zugenommen. Dies dürfte höchstwahrscheinlich an stumpfen Verletzungen (Traumata) liegen, wie man sie sich holt, wenn man mit seinem Rad kunstvolle Sprünge ausführt oder Treppen hinunterfährt.

Einer meiner Kollegen, ein Urologe, sagt, es gebe zwei Arten von Radfahrern: die impotenten und die, die es noch werden.

Vermeiden kann man dies, indem man sich einen guten, anatomisch korrekt geformten Sattel leistet.

4. Die Gesundheit des Kindes

Stimmt es, dass Zucker Kinder hyperaktiv macht?

Die klassische Situation ist die nach dem Kindergeburtstag: Durchgedrehte Kinder toben wild vor Aufregung im ganzen Haus herum, scheinen wie auf Droge von dem zuckerreichen Naschwerk, das es auf der Party gab. Schuld daran ist trotzdem nicht der Zucker.

Zahlreiche Untersuchungen haben gezeigt, dass Zucker das Verhalten von Kindern nicht beeinflusst – obwohl es den meisten Eltern verständlicherweise schwerfällt, das zu glauben. Im Rahmen einer Analyse der verfügbaren Daten wurden zwölf großangelegte Studien ausgewertet, von denen einige speziell auf Kinder mit »Zappelphilippsyndrom« (Aufmerksamkeitsdefizit-Hyperaktivitätsstörung, ADHS) ausgerichtet waren. Im Ergebnis zeigten sich keine Verhaltensunterschiede zwischen Kindern, die Zucker zu sich genommen hatten, und solchen, die keinen Zucker bekommen hatten. Ein Artikel in der Fachzeitschrift *Journal of Abnormal Child Psychology* berichtet von einer Untersuchung, der zufolge die vermeintliche Zunahme von hyperaktivem Verhalten wohl eher den Erwartungen der Eltern geschuldet sein dürfte. In dieser Untersuchung wurde Eltern mitgeteilt, ihre Kinder hätten Zucker zu essen bekommen, und sie sollten nun deren Verhalten beurteilen. Die Erwachsenen berichteten, im Lauf der nächsten Stunden habe es deutlich mehr Verhaltensprobleme bei ihren Kindern gegeben – doch hatten diese in Wirklichkeit nur zuckerfreien Fruchtsaft getrunken. Eltern, die glauben, ihr Kind habe ein zuckerhaltiges Getränk zu sich genommen, neigen offensichtlich dazu, sein Verhalten als hyperaktiv zu beurteilen, auch wenn das Kind tatsächlich gar keinen Zucker konsumiert hat.

Die Annahme, dass Zucker Hyperaktivität auslöst, verdankt sich mit an Sicherheit grenzender Wahrscheinlichkeit einem Faktor, der in der Wissenschaft als »Störvariable« bezeichnet wird. Zuckerhaltige Lebensmittel und Getränke enthalten üblicherweise Zutaten wie Lebensmittelfarbstoffe, Geschmacksstoffe, Konservierungsmittel und Süßungsmittel. Die verfügbaren Belege sprechen dafür, dass es sehr wahrscheinlich diese Stoffe sind, die das kindliche Verhalten beeinflussen. Zucker ist eine Störvariable, weil er zwar ebenfalls vorhanden, aber in Wirklichkeit nicht für die Verhaltensänderungen verantwortlich ist.

Ist es schlecht, wenn unser Hund unsere Kinder im Gesicht leckt? Meine Mutter sagt, davon würden meine Kinder erblinden, und jetzt fühle ich mich schrecklich.

Wenn Sie einen Hund Ihre Kinder im Gesicht lecken lassen, wird ihnen das wahrscheinlich nicht schaden. Natürlich ist es nicht gerade ausgesprochen hygienisch, insofern Hunde am Kot anderer Hunde schnüffeln und einige ziemlich eklige Sachen fressen. Also meiner jedenfalls! Eine verbreitete bakterielle Infektion, die man sich durch das Schmusen mit seinem Hund einfangen kann, ist eine durch Streptokokken verursachte Halsentzündung, die häufiger in Familien mit Hunden und mit Kindern, die diese küssen, Vorkommen soll.

Wussten Sie, dass …
sich die Überlebensraten von Kindern weltweit erheblich unterscheiden? Drei Viertel aller Kindstode entfallen auf Afrika und Südostasien. Rund zwei Drittel dieser Todesfälle wären durch praktische, preiswerte Maßnahmen und eine effektive ärztliche Grundversorgung bis zum Alter von fünf Jahren zu verhindern.

Ein weiteres mögliches Risiko, und zwar das, an das Ihre Mutter vermutlich denkt, besteht in der Möglichkeit, sich einen Spulwurm *(Toxacara canis)* einzufangen, der zur Erblindung führen kann. Zwar ist die Wahrscheinlichkeit äußerst gering, doch können Menschen sich mit dem Wurm infizieren, wenn dessen Eier von hundekotbeschmutztem Boden in ihren Mund gelangen. Der Reiz, den junge Hunde auf kleine Kinder ausüben, und die außerordentliche Freude kleiner Kinder daran, Sachen in den Mund zu nehmen, setzen sie einem bestimmten Risiko aus. Trotzdem ist direkter Kontakt mit Hunden normalerweise kein Übertragungsweg.

Mein zweijähriger Sohn hat die fürchterliche Angewohnheit, die Luft anzuhalten, wenn er einen Koller hat oder sich ärgert. Das kann so weit gehen, dass er blau anläuft und bewusstlos wird, und es macht mir eine Höllenangst. Wie kann ich das verhindern, und was mache ich, wenn es wieder passiert?

Ihr Sohn hat typische Affektkrämpfe, die bei Kleinkindern gar nicht so selten vorkommen, für die Eltern natürlich aber zutiefst verstörend sein können. Es gibt zwei Arten von ihnen: den »blauen», bei dem das Kind seine Lungen entleert, zu atmen aufhört, blau anläuft und ohnmächtig wird (wie es bei Ihrem Sohn der Fall zu sein scheint), und den selteneren »blassen« Affektanfall, der auf ein schmerzhaftes oder erschreckendes Erlebnis folgen kann. Keine der beiden Arten wird Ihrem Kind in irgendeiner Weise schaden, und Kinder wachsen im Normalfall – oft, wenn sie das schulpflichtige Alter erreicht haben – aus diesen Anfällen heraus. Bis dahin müssen Sie, wenn Ihr Sohn wieder einen solchen Affektkrampf hat, nichts weiter tun als darauf achten, dass er sich nicht verletzt, wenn er zu Boden fällt. Ihm ins Gesicht zu pusten, wie manche Elternratgeber empfehlen, ist wirklich nicht notwendig, da er von selbst wieder zu atmen anfangen wird.

Womit ernährt man ein Kleinkind am besten?

Ab einem Alter von etwa sechs Monaten können Sie beginnen, Ihrem Baby feste Nahrung als Beikost zu geben. Erweitern Sie dies mit zunehmendem Wachstum um Speisen mit anderer Konsistenz und anderem Geschmack, indem Sie das Kind mit Breis und kleinen rohen Karottenstückchen füttern. Der nächste Schritt sind dann kleine Mengen fester Nahrung, die gekaut werden muss. Weil Ihr Baby schnell wächst, sollten Sie unbedingt darauf achten, dass seine Nahrung eine ausgewogene Mischung von Vitaminen und Mineralien aus allen Lebensmittelsorten enthält. Fleisch, Fisch, Milchprodukte, Trockenobst, grünes Gemüse und Hülsenfrüchte sind allesamt ausgezeichnete Quellen von Eisen und Proteinen. Vollfettmilch und vollfette Milchprodukte versorgen den Körper mit Kalzium für starke Knochen und Zähne, Brot und Zerealien liefern jede Menge Energie, und fünf kleine Portionen Obst und Gemüse am Tag verhelfen zu reichlich Ballaststoffen. Ich würde von allem abraten, was rohe Eier oder rohe Meeresfrüchte enthält, weil beides ernsthafte Lebensmittelvergiftungen verursachen kann. Nüsse sollten zerhackt oder geraspelt werden, da ein Kleinkind an ganzen Nüssen ersticken kann; meiden Sie jedoch Nüsse, wenn es in Ihrer Familie eine starke Belastung durch eine Nussallergie gibt. Es ist besser, einem Kleinkind eine Vielzahl nahrhafter kleiner Imbisse und kleinerer Mahlzeiten zu geben, als es in einem Rutsch mit großen Mahlzeiten zu füttern.

Wie kann ich herausfinden, ob mein Kind missbraucht wird?

Dies ist etwas, über das eigentlich kein Mensch gerne nachdenkt, über das Bescheid zu wissen aber wichtig ist, um zu verhindern, dass es geschieht. Kindesmissbrauch lässt sich in vier Kategorien einteilen: körperlicher, sexueller oder emotionaler Missbrauch sowie Vernachlässigung. Von diesen Varianten des Missbrauchs kann mehr als eine gleichzeitig erlitten werden.

Es kann außerordentlich schwierig sein, absolute Gewissheit zu erlangen, dass ein Kind missbraucht wird, und es ist wichtig, sich klarzumachen, dass eine entsprechende Anschuldigung verheerende Folgen haben kann. Es gibt aber gewisse Anzeichen, die womöglich darauf hinweisen, dass etwas dergleichen stattfindet. Unerklärliche Schnittwunden, Blutergüsse, Verbrennungen, Bisswunden oder Striemen am Körper eines Kindes und/oder Schmerzen beziehungsweise blaue Flecken in seinem Genital- oder Mundbereich sind mögliche Anhaltspunkte, wie auch Veränderungen in seinem Verhalten. Zu letzteren zählt etwa, dass ein Kind sich zurückzieht, verschlossen oder im Gegenteil übermäßig anhänglich wird, dass es Angst vor Erwachsenen entwickelt, Probleme in der Schule bekommt, Albträume hat, zum Bettnässer wird und ein aggressives oder unsoziales Verhalten an den Tag legt. Wenn es sich um sexuellen Missbrauch handelt, dann könnte es sein, dass das Kind ein unangemessenes Interesse an und Wissen um geschlechtliche Vorgänge zeigt, das seinem Alter nicht entspricht. Umgekehrt kann es auch sein, dass es jedem Gespräch über jedes Thema ausweicht, das irgendetwas mit Geschlechtlichkeit zu tun hat.

Wussten Sie, dass …
zwischen drei und acht Prozent der jährlich geborenen Säuglinge von einer Entwicklungsstörung wie einer Aufmerksamkeitsdefizit-Hyperaktivitätsstörung oder einer geistigen Unterentwicklung betroffen sein werden?

Bedenken Sie aber bitte, dass für jedes dieser Zeichen eine Vielzahl anderer Erklärungen möglich ist und daher keines von ihnen zwingend bedeutet, dass ein Kind missbraucht wird – Bettnässen zum Beispiel ist eine im Kindesalter sehr häufig vorkommende Störung. Gebrauchen Sie also Ihren gesunden Menschenverstand, aber haben Sie keine Angst, den Mund aufzumachen, wenn Sie wegen irgendeines Kindes besorgt sind.

Wann sollte ich anfangen, mit meinen Kindern über Sex zu sprechen?

Viele Menschen finden es schwierig und peinlich, über Sex zu sprechen, aber das sollte Sie nicht daran hindern, für eine gute Aufklärung Ihres Kindes zu sorgen. Die meisten meiner Fachkollegen würden mir zustimmen, dass es wahrscheinlich wichtiger ist, Kinder mit der Sexualität vertraut zu machen, als ihnen Tischmanieren beizubringen oder wie sie sich die Schuhe zubinden. Wenn ein Kind von klein auf ein Bewusstsein für seinen Körper und sein Geschlecht hat, dann lernt es zu unterscheiden, was richtig und was falsch ist, und wird zudem ein Gefühl dafür haben, wenn ein Erwachsener es unangemessen behandelt oder berührt. Indem Sie Ihrem Kind zeigen, dass es unproblematisch ist, offen über Sex zu sprechen, vermitteln Sie ihm das Gefühl, jederzeit mit allen möglichen Sorgen zu Ihnen kommen zu können. Wenn Sie mit Ihrem Kind über Themen wie Schwangerschaft und sexuell übertragbare Krankheiten sprechen, sobald es älter ist, dann tragen Sie dazu bei, diese Fragen zu enttabuisieren und zu normalisieren. Und Sie bringen Ihrem Kind bei, Vorsichtsmaßnahmen zu treffen und sich um sich selbst zu kümmern.

Es ist ein reiner Mythos, dass ihre sexuelle Aufklärung Kinder dazu ermutigt, loszuziehen und sexuelle Erfahrungen zu machen. In Wirklichkeit ist es gerade umgekehrt: In Sachen Sex und dazugehörigen Themen Bescheid zu wissen, hält Kinder oftmals davon ab, damit zu experimentieren, bevor sie reif genug sind. Der springende Punkt ist es, Kindern zu ermöglichen, ihre eigenen Entscheidungen zu treffen und sich zu nichts drängen zu lassen, was sie nicht wollen.

Wussten Sie, dass …
Lungenentzündung bei den Todesursachen für Kinder unter fünf Jahren an erster Stelle steht? Von 154 Millionen Fällen jährlich entfallen fast drei Viertel auf nur 15 Länder.

Mein Rat wäre, schon in jungen Jahren damit zu beginnen, weil es dadurch sowohl für Sie als auch für Ihr Kind weniger unangenehm wird. Die Pubertät kann eine beängstigende Zeit für Kinder sein, also sollten Sie Ihnen erklären, was mit ihren Körpern geschieht und warum dies geschieht. Die sexuelle Aufklärung sollte von jungen Jahren an graduell fortschreiten und kein hochnotpeinlicher Einmalvortrag sein, sobald die Kinder ins Teenageralter kommen.

Und vergessen Sie nicht: Sex ist nicht bloß ein körperlicher oder mechanischer Vorgang. Sprechen Sie auch über die gefühlsmäßigen Aspekte des Liebemachens. Machen Sie Sex nicht zu einem Tabuthema, denn sonst könnte Ihr Kind in dem Glauben aufwachsen, dass Sex etwas Schlechtes ist, während er doch in Wirklichkeit zu einer normalen, gesunden Beziehung zwischen Menschen dazugehört.

Wie kann ich feststellen, ob mein Kind ADHS hat?

Die Aufmerksamkeitsdefizit-Hyperaktivitätsstörung, kurz ADHS, ist die häufigste Verhaltensstörung, die bereits in der Kindheit einsetzt. In Deutschland sind rund fünf Prozent aller Kinder von ihr betroffen. Es handelt sich um einen Krankheitszustand, der nicht mit einem normalen erregbaren, ungestümen kindlichen Verhalten zu verwechseln ist. Man macht ein Ungleichgewicht bestimmter chemischer Stoffe im Gehirn für dieses Leiden verantwortlich, das erblich bedingt sein kann. Als Folge dieses Ungleichgewichts hat das Gehirn Schwierigkeiten, die ganzen Informationen und Reize zu verarbeiten, die es erhält.

Die Symptome einer ADHS beginnen sich üblicherweise im Alter von vier Jahren zu zeigen. Zu den klassischen Anzeichen gehören Unkonzentriertheit, leichte Ablenkbarkeit, Zappeligkeit sowie Schwierigkeiten damit, sich auf Aufforderung hinzusetzen oder sitzen zu bleiben, Anweisungen zu folgen, zu warten, bis man in einer Gruppensituation an der Reihe ist, und schließlich die Neigung, andere zu unterbrechen. Den betroffenen Kindern fällt es auch schwer, ruhig zu spielen, sodass sie oft von einer angefangenen Beschäftigung zur nächsten übergehen, und sie haben mitunter einen nur schwach ausgeprägten oder gar keinen Sinn für Gefahr, sodass sie an potenziell halsbrecherischen Aktionen teilnehmen, ohne an die Konsequenzen zu denken. Die Symptome unterscheiden sich jedoch von Fall zu Fall.

ADHS ist unheilbar, doch gibt es Behandlungsmöglichkeiten, die Ihnen helfen können, mit den emotionalen Aspekten der Krankheit zurechtzukommen und ihre Symptome unter Kontrolle zu behalten.

Welche Schmerzmittel kann ich meinen Kindern geben?

Babys zwischen zwei und drei Monaten können, solange ihr Gewicht vier Kilogramm übersteigt, Paracetamol für Kinder in flüssiger Form bekommen, wenn sie Fieber oder Beschwerden haben. Man kann ihnen – im zeitlichen Abstand von vier bis sechs Stunden – bis zu zwei Dosen verabreichen; wenn dann das Fieber nicht sinkt oder wenn das Baby an etwas anderem erkrankt ist, sollten Sie unbedingt ärztlichen Rat suchen. Kinder und Babys über drei Monate können Paracetamol als Saft bekommen, während ältere Kinder Tabletten oder in Wasser aufgelöste Tabletten einnehmen können.

Kinder und Babys über drei Monaten, die mehr als fünf Kilogramm wiegen, vertragen auch Ibuprofen, solange sie keine Vorerkrankungen durch Asthma, Herzprobleme, Nierenprobleme, Magengeschwüre oder Verdauungsstörungen hatten. Geben Sie Ihrem Kind kein

Ibuprofen, wenn sich bei ihm schon einmal Nebenwirkungen oder eine besondere Empfindlichkeit gegenüber diesem Medikament gezeigt haben.

Geben Sie Kindern unter 16 Jahren niemals Aspirin, weil dieses Mittel das Reye-Syndrom auslösen kann, eine potenziell tödliche Krankheit, die zahlreiche Organe, vor allem Gehirn und Leber, auf vielfache Weise schädigt. Aus demselben Grund sollten auch Schwangere kein Aspirin nehmen.

Ich bin 14 Jahre alt und komme überhaupt nicht in den Stimmbruch. Ich habe eine fiepsige Stimme, die einfach furchtbar klingt. Von dieser Ausnahme abgesehen, scheint sich bei mir alles normal zu entwickeln. Wie lange wird das noch dauern?

Das ist eine gute Frage, auf die es leider keine eindeutige Antwort gibt. Es kann Wochen, Monate oder sogar noch ein paar Jahre dauern. Wichtig ist nur, gegebenenfalls einen Arzt untersuchen zu lassen, ob es ein Problem mit deinen Hormonen gibt – aber wenn du sagst, dass sonst alles in Ordnung ist, ist das unwahrscheinlich.

Die Veränderungen in deiner Stimme haben mit einer Verdickung des Gewebes an deinem Kehlkopf durch das Hormon Testosteron zu tun. Belasse alles so, wie du es im Moment machst, und nachdem du schon sechs Monate aus-

Wussten Sie, dass …
das Sterberisiko im ersten Lebensmonat am größten ist, eine sichere Entbindung und effektive Neugeborenenvorsorge also von wesentlicher Bedeutung sind? Frühgeburten, Neugeborenenasphyxie und Infektionen sind die häufigsten Todesursachen bei Neugeborenen.

gehalten hast, wird es sich vermutlich bald einrenken. Viele Jungen durchlaufen eine Phase, in der sie vor sich hin fiepsen und brummen, bis sich ihre erwachsene Tonlage einstellt.

Macht sich mein Baby die Zähne kaputt, wenn es am Daumen nuckelt?

Erschöpfte, gestresste und unter Schlafentzug leidende Eltern können durchaus dankbar für die Angewohnheit des Nuckelns sein, die das Baby am Schreien hindert und ihnen ein wenig Ruhe verschafft. Tatsächlich hat man das Daumenlutschen oder den Einsatz des Schnullers früher befürwortet. Dann wurden Bedenken über die Folgen laut, die diese Praxis für die Entwicklung der Zähne haben könnte. Wie Forscher inzwischen herausgefunden haben, können zwei entscheidende Faktoren beeinflussen, ob Daumenlutschen zu vorstehenden Zähnen führt: das Alter, in dem es geschieht, und die Intensität (oder Stärke) und Frequenz des Nuckelns. Die meisten Zahnärzte würden zustimmen, dass den Babyzähnen keine Gefahr droht, man das Daumenlutschen jedoch nicht mehr zulassen sollte, sobald die bleibenden Zähne kommen, was normalerweise im Alter von etwa sechs Jahren der Fall ist. Wenn das Lutschen oder Schnullern die herauswachsenden bleibenden Zähne verschiebt, dann sollte sich zweifellos ein Kieferorthopäde um sie kümmern. Am Daumen oder anderen Fingern zu nuckeln, kann zu einer abnormen Zahnstellung führen, die als Fehlbiss (oder *Malokklusion)* bekannt ist – die klassischen vorstehenden Zähne oder »Hasenzähne« – und auch den Gaumen in Mitleidenschaft zu ziehen vermag. Fehlbildungen dieser Art können Sprachprobleme wie Lispeln zur Folge haben.

Wie immer, wenn es darum geht, einem Kind (oder einem Tier!) etwas beizubringen, ist eine positive Bestärkung auf jeden Fall negativen Kommentaren und Strafen vorzuziehen, weil letztere das Problem durch die Angst des Kindes womöglich nur vergrößern. Belohnen Sie Ihr Kind, wenn es nicht am Daumen lutscht, statt es zu schelten, wenn es dies tut.

Denken Sie daran, dass Nuckeln eine Gewohnheit ist, die nur erfolgreich abgelegt werden kann, wenn das Kind dies *möchte*. Wie bei den meisten Gewohnheiten dauert es zwischen 30 und 60 Tagen, bis das Verlangen, an etwas zu lutschen, überwunden ist.

Warum kriegen manche Kinder Warzen?

Warzen werden von humanen Papillomviren verursacht, von denen es über 100 verschiedene Typen gibt. Das Virus liebt warme, feuchte Stellen und dringt leicht durch kleine Schnittwunden und Kratzer an den Händen oder Füßen in den Körper ein, was sicherlich ein Grund dafür ist, warum Kinder sie so häufig kriegen. Rund 25 Prozent der Bevölkerung sind für humane Papillomviren anfällig. Der Rest von uns ist immun gegen sie und kriegt nie eine Warze. Entgehen kann man diesem Virus nicht, dafür ist es zu weit verbreitet. Nachdem es durch die Haut in den Körper eingedrungen ist, repliziert sich das Virus extrem langsam, bis es die

Bildung einer Warze an der Stelle seines Eindringens auslöst. Warzen können für viele Monate – oder sogar für ein Jahr und länger – heranwachsen, bevor sie groß genug sind, um entdeckt zu werden. Irgendwann entwickelt der Körper Antikörper gegen das Warzenvirus, die die Warze abfallen lassen und uns vor neuen Warzen schützen. Kinder, die an ihren Fingernägeln kauen, bekommen mehr Warzen als Kinder, die das nicht tun, doch wissen wir Ärzte ehrlich gesagt nicht, warum manche Kinder Warzen entwickeln und andere nicht. Manche Menschen fangen sich die Viren einfach eher ein als andere, so wie manche Menschen sich auch leichter erkälten als andere. Patienten mit einem geschwächten Immunsystem sind ebenfalls anfälliger für eine Infektion mit Warzenviren.

Wussten Sie, dass ...

Durchfallerkrankungen eine führende Ursache von Krankheit und Tod unter Kindern in Entwicklungsländern sind? Kleinkinder voll zu stillen, trägt dazu bei, Durchfallerkrankungen bei ihnen zu verhindern. Die Behandlung kranker Kinder mit oralem Rehydrationssalz hat in den vergangenen 25 Jahren über 50 Millionen von ihnen das Leben gerettet.

Ich mache mir wirklich Sorgen über die Risiken von Impfstoffen und möchte nicht, dass meine Kinder irgendeinem dieser Stoffe ausgesetzt werden. Wie ich gehört habe, sind homöopathische Vakzine genauso wirksam, und ich wüsste gerne, ob sie eine zweckmäßige Alternative darstellen.

Ich möchte an dieser Stelle eines klarstellen: Keine Form einer homöopathischen Behandlung wirkt in irgendeiner Weise besser als ein Placebo (also gar nicht). Und wenn wir von Impfstoffen oder Vakzinen sprechen, dann ist die homöopathische Variante regelrecht gefährlich, insofern sie Ihrem Kind nicht den geringsten Schutz vor den potenziell lebensgefährlichen Kinderkrankheiten Kinderlähmung (Polio), Diphtherie und Keuchhusten bietet.

Es ist unverzichtbar, dass so viele Kinder wie möglich mit geeigneten konventionellen Vakzinen geimpft werden, weil es zu einer Epidemie kommen könnte, wenn die Durchimpfungsrate unter allen Kindern zu weit absinkt. Kinder, die mit homöopathischen Impfstoffen geimpft wurden, haben später genau die Krankheiten bekommen, die die Behandlung verhindern sollte, was bei Hunderten von Kindern zu Todesfällen, Behinderungen und bleibenden Schäden geführt hat.

Masern und Mumps sind oft nur leichte Erkrankungen, doch können sie bei einem nicht unerheblichen Anteil der Kinder schwere Krankheiten nach sich ziehen und bei einigen wenigen sogar zu dauerhaften Hirnschäden oder zum Tod führen.

Homöopathische Heilmittel verfügen über keine nachweisbaren Erfolge und werden von jedem seriösen Wissenschaftler abgelehnt. Die Risiken der herkömmlichen Impfstoffe sind verschwindend gering und allemal geringer als das Risiko, sich eine dieser Krankheiten zu holen.

Wie weiß ich, wann mein Kind so weit ist, dass ich es zur Sauberkeit erziehen kann, und wie fange ich das am besten an?

Die beiden größten Fehler, die Eltern auf diesem Gebiet machen, bestehen darin, zu früh damit zu beginnen und zu viel Druck auf ihr Kind auszuüben. Gelegentlich wurde von der Sauberkeitserziehung gesagt, dass sie umso länger dauert, je früher man mit ihr anfängt.

Wenn man Kinder unter Druck setzt, kann das zu Machtkämpfen und jeder Menge Angst und Frustration auf beiden Seiten führen. Auch können Kinder eine Verstopfung bekommen, wenn man sie zu sehr unter Druck setzt, und die Toilettenbenutzung mit Stress oder Verärgerung verbinden.

Sie müssen wirklich einfach nur Ihr Kind die Führung übernehmen lassen. Die meisten Kinder sind körperlich und seelisch bereit, wenn sie mindestens zweieinhalb Jahre alt sind, aber es hängt wirklich vom jeweiligen Kind ab. Anzeichen, dass Ihr Kind so weit ist, wären etwa, dass es sich dafür interessiert, wenn Sie die Toilette benutzen; dass es für längere Zeiten oder nach einem Schläfchen trocken bleibt; und dass es sowohl weiß, dass es bald »muss«, als auch, wie es »einhalten« kann. Wenn ihm eine nasse oder schmutzige Windel lästig wird, ist auch das ein Zeichen.

Am besten fangen Sie ganz behutsam damit an, Ihr Kind im Bad zuschauen zu lassen und ihm den Vorgang zu erklären. Kaufen Sie ein Töpfchen oder einen Kindertoilettensitz und halten Sie ihn immer griffbereit. Lassen Sie Ihr Kind, bevor Sie mit dem üblichen Badezimmerprogramm beginnen, einfach ein oder zwei Minuten darauf sitzen, ob angezogen oder nackt. Damit machen Sie es einfach zu einem weiteren Teil der Routine. Bringen Sie es Ihrem Kind schrittweise bei. Zu lernen, wie es alleine seine Hose hoch- und runterzieht, ist ein Schritt; zu lernen, wie es sich selbständig die Hände wäscht, ein anderer. Wie bei jeder Art von Verhaltenstraining gilt auch hier: Bestrafen Sie nicht die Fehlschläge, sondern loben Sie die Erfolge. Machen Sie sich klar, dass Missgeschicke passieren können, einfach weil Ihr Kind zu sehr mit Spielen beschäftigt ist, um zu bemerken, dass es muss, bis es zu spät ist.

Seien Sie geduldig. Wie jede andere Fertigkeit, die Ihr Kind gelernt hat, wird das Sauberwerden seine Zeit brauchen, und Ihr Kind gibt sein Bestes. Bleiben Sie optimistisch und unterstützen Sie Ihr Kind, und dann wird es ihm am Ende auch gelingen.

Wussten Sie, dass ...

Blutkrebs (Leukämie) die häufigste Krebsart bei Kindern unter 15 ist? Sie macht 30 Prozent aller Krebserkrankungen in der Kindheit aus, gefolgt von Hirnkrebs und anderen Tumoren des Nervensystems. In der westlichen Welt ist Krebs die zweithäufigste Todesursache unter Kindern zwischen einem und 14 Jahren, während unabsichtliche Verletzungen die häufigste bilden.

Mein zweijähriger Sohn spricht viel weniger, als es seine Schwester mit 18 Monaten tat. Ich habe gehört, dass Jungen manchmal später zu sprechen beginnen als Mädchen, frage mich aber, ob ich mir Sorgen machen sollte. Wann sollte er anfangen, mehr zu sprechen?

Wenn sie zwei Jahre alt sind, brabbeln viele Kinder unablässig vor sich hin und sollten auch zwei oder drei Wörter im Zusammenhang sprechen können. Es ist absolut normal, dass manche Kinder später damit anfangen, aber wie Untersuchungen belegen, holen die meisten am Ende auf.

Dass Jungen später zu sprechen beginnen als Mädchen, wird immer wieder behauptet. Da aber der »normale« Zeitrahmen ohnehin so dehnbar ist, lässt sich ein eindeutiger Unterschied zwischen den Geschlechtern nur schwer beweisen.

Ich würde Ihnen jedoch empfehlen, dass Sie einmal sein Gehör von seinem Arzt überprüfen lassen, da hier eine häufige Ursache für eine verzögerte Sprachentwicklung liegt. Wenn Ihr Sohn normal spielt und interagiert, dann ist ein Entwicklungsproblem oder eine autistische Störung unwahrscheinlich, doch lässt sich auch dies ärztlich feststellen, wenn Sie beunruhigt sind.

Man hat meinem Sohn gezeigt, wie er seine Stimme verändern kann, wenn er Helium aus Partyballons einatmet, und jetzt hört er gar nicht mehr auf damit. Ich mache mir Sorgen, dass ihm das schadet. Worin bestehen die Risiken?

Eine Menge Kinder (und auch so manche Erwachsene) haben Spaß an der hohen Fistelstimme, die sie vorübergehend kriegen, nachdem sie Helium eingeatmet haben. Grundsätzlich ist das ziemlich harmlos. Neutrales Helium ist unter Normalbedingungen nicht toxisch, spielt biologisch keine Rolle und findet sich in Spurenmengen auch im menschlichen Blut.

Ich glaube, gefährlich wäre es, wenn man es exzessiv betreibt, weil Helium Sauerstoff verdrängen kann, der für die normale Atmung benötigt wird. Gasförmiges Helium in den Lungen erzeugt ein Diffusionsgefälle, das den Sauerstoff herauswäscht, sodass jeder Helium-Atemzug, den man macht, dem Organismus mehr Sauerstoff entzieht. Helium bietet den Organen und dem Gehirn keinerlei Versorgung, und da das Gehirn nur für sehr kurze Zeit ohne Sauerstoff auskommen kann, bevor eine Bewusstlosigkeit eintritt, können wirklich ungewöhnlich tiefe Atemzüge von Helium zu einem Kollaps führen.

Ein Schutzfaktor besteht jedoch darin, dass unser Atemreflex nicht durch zu wenig Sauerstoff, sondern durch zu viel Kohlendioxid ausgelöst wird, sodass es nicht zu langfristigen Schäden käme.

Wussten Sie, dass …
im Alter zwischen einem Monat und fünf Jahren die Haupttodesursachen Lungenentzündung, Durchfall, Malaria, Masern und HIV sind? Unterernährung trägt immer noch zu mehr als der Hälfte aller weltweiten Kindestode bei.

All das gilt unter der Voraussetzung, dass das Helium aus einem aufgeblasenen Ballon eingeatmet wird. Wird es direkt aus einem Druckgaszylinder inhaliert, dann könnte der hohe Durchfluss zu verheerenden Rissen im Lungengewebe führen.

Und natürlich würde man sich in echte Gefahr begeben, wenn man in einen riesigen Heliumballon hineinsteigt, wie es zwei Collegeschüler in Florida taten. Sie haben es nicht überlebt.

Nur wenige wissen, dass Ärzte tatsächlich ein Gemisch aus Helium und Sauerstoff namens »Heliox« einsetzen, um Patienten mit einer Blockade der oberen Atemwege zu helfen. Das funktioniert, weil Helium ein sehr leichtes Gas ist, das sich müheloser durch einen versperrten Atemweg pressen lässt.

5. Der menschliche Körper

Warum verlernen wir einerseits nie, Fahrrad zu fahren, und können uns andererseits oft nicht an die Namen alter Schulfreunde oder an Telefonnummern erinnern?

Als Sie zum ersten Mal lernten, Fahrrad zu fahren, erwarben Sie eine motorische Fähigkeit, die von Ihrem Kleinhirn *(Zerebellum)* koordiniert wird. Es gibt eine bestimmte Art von Nervenzellen, die *Interneurone in der Molekularschicht,* die die vom Kleinhirn ausgehenden Signale verschlüsseln, sodass sie in anderen Teilen des Gehirns als Erinnerungen gespeichert werden können. Das Muskelgedächtnis oder motorische Gedächtnis, das weiß, wie man Fahrrad fährt, ist somit sehr weit über das Gehirn verteilt – nicht aber Namen und Telefonnummern. Mit an Sicherheit grenzender Wahrscheinlichkeit handelt es sich dabei um einen evolutionären Mechanismus, der sich entwickelte, um wichtige Fähigkeiten im Fall einer Verletzung zu bewahren.

Wie groß ist die Gedächtniskapazität unseres Gehirns?

Eine menschliche Gehirnzelle kann fünfmal so viele Informationen speichern, wie die *Encyclopaedia Britannica* (oder natürlich jedes andere Lexikon) enthält. Noch haben sich die Wissenschaftler nicht auf eine endgültige Gesamtzahl festgelegt, aber man schätzt die Speicherkapazität des Gehirns auf drei bis sogar 1000 Terabyte, in elektronischen Begriffen gesprochen. Das britische Nationalarchiv, in dem Dokumente aus über 900 Jahren Geschichte aufbewahrt werden, umfasst nur 70 Terabyte, was die Gedächtnisleistung Ihres Gehirns ziemlich eindrucksvoll macht.

Verbessern all diese Spiele zum »Gehirntraining« oder »Gehirntuning« wirklich unsere geistige Beweglichkeit?

Es gibt unzählige Spiele auf dem Markt, die versprechen, unsere Denkfähigkeit oder geistige Beweglichkeit zu fördern. Die zahlreichen Studien, die über die Auswirkungen von Gehirnübungen angestellt wurden, kommen jedoch zu gemischten Ergebnissen. Eine Untersuchung zeigte, dass sechs Wochen eines computergestützten Gehirntrainings wenig anderen Nutzen hatten, als die Leistungsfähigkeit bei der Lösung der spezifischen Trainingsaufgaben zu erhöhen. Der abschließende Befund lautete, dass die Resultate keinen Anhaltspunkt für irgendeine allgemeine Verbesserung der kognitiven Funktionen nach dem Training ergaben. Eine andere Studie der britischen Verbraucherschutzorganisation *Which?* kam zu dem Schluss, dass »keine der Behauptungen kommerzieller Gehirntrainings-Angebote

Wussten Sie, dass …
das menschliche Herz genügend Druck erzeugt, um Blut neun Meter weit zu spritzen?

durch von Experten geprüfte und in angesehenen wissenschaftlichen Fachzeitschriften veröffentlichte Forschungen bestätigt werden«. Einige Neurowissenschaftler sehen das jedoch anders. Zwar dürften auch sie viele der Produkte zum Gehirntraining, die es auf dem Markt gibt, für nutzlos halten, sie glauben aber dennoch, dass kognitive Funktionen trainiert werden und bestimmte Trainingsparadigmen effizient sein können. Meine Empfehlung? Eine gesunde Ernährung, Sport und ein gutes Buch sollten Ihnen genau dieselben Dienste erweisen.

Warum haben wir manchmal Schluckauf? Und vor allem, warum bekommen wir Schluckauf, wenn wir betrunken sind?

Ehrlich gesagt wissen wir nicht, warum wir Schluckauf bekommen, es handelt sich aber um ein universelles Phänomen. Selbst bei Ungeborenen im Mutterleib kann man sehen und fühlen, dass sie gelegentlich Schluckauf haben, vor allem im letzten Schwangerschaftsdrittel.

Die korrekte medizinische Bezeichnung für Schluckauf lautet *Singultus,* abgeleitet von einem lateinischen Wort, das das Atemholen während des Weinens bezeichnet. Bei einem Schluckauf kommt es zu einer plötzlichen reflexhaften Kontraktion des Zwerchfells und der Zwischenrippenmuskeln, die bewirkt, dass wir einatmen. Diese Verkrampfung endet fast sofort, nachdem sie begonnen hat, mit einem »Stimmlippenverschluss«: Der Hohlraum in der Kehle bei den Stimmbändern schließt sich mit dem typischen Schluckauf-Laut. Nicht allgemein bekannt ist vielleicht, dass in den meisten Fällen nur eine der beiden Seiten des Zwerchfells beteiligt ist; in 80 Prozent der Fälle ist es die linke.

Es gibt eine Reihe von Auslösern für einen Schluckauf. Dazu zählen eine psychische Belastung oder Aufregung, übermäßiges Essen, der Genuss kohlensäurehaltiger Getränke oder das Rauchen.

Zwar handelt es sich normalerweise um einen völlig harmlosen Vorgang, ein anhaltender Schluckauf jedoch kann auf eine Erkrankung hindeuten. Der Grund ist dann in der Regel eine Nervenreizung im Brustkorb, bedingt durch eine Kehlkopfentzündung, einen Kropf (Vergrößerung der Schilddrüse), Tumore im Hals, Infektionen in der Nähe des Zwerchfells oder einen Zwerchfellbruch *(Hiatushernie)*. Seltenere Ursachen sind ein Aortenaneurysma oder Multiple Sklerose. Entgegen der weitverbreiteten Annahme führt Alkohol nicht zu nennenswert vermehrtem Schluckauf; bekommt man jedoch einen beim Trinken, dann kann er länger dauern, weil sich Alkohol signalunterdrückend auf die Nerven auswirkt. Zu den traditionellen Gegenmaßnahmen gehört es, sich einen kalten Schlüssel ins Genick zu legen, sich zu erschrecken oder erschrecken zu lassen oder mit vornübergebeugtem Kopf ein Glas Wasser vom »falschen« Rand aus zu trinken. All dies und eine Fülle weiterer populärer Tricks dient dazu, den Betroffenen von seiner misslichen Lage abzulenken, sodass sich die Muskelkrämpfe beruhigen können.

Warum gähnen wir, und warum ist das so ansteckend?

Alle Wirbeltiere gähnen, nach manchen Schätzungen mehrmals am Tag, und zwar öfter am frühen Morgen und späten Abend. Ein Fötus im Mutterleib gähnt bereits in der elften Woche. Zu gähnen ist nicht immer ein Zeichen dafür, dass man müde ist: Zwar gähnen wir oft, bevor wir ins Bett gehen, aber auch zu anderen Tageszeiten, wobei eine Reihe von Faktoren eine Rolle spielt, etwa unser Erregungsniveau, eine Ablenkung oder, wie jeder aus eigener Erfahrung weiß, jemand anderen gähnen zu sehen.

Es gibt Theorien, die das Gähnen als eine Reflexreaktion auf ein niedriges Sauerstoff- oder ein hohes Kohlendioxidniveau erklären. Eine 1987 durchgeführte Studie jedoch setzte die Versuchspersonen hohen Sauerstoffniveaus aus und kam zu dem Ergebnis, dass sie zweifellos nicht weniger gähnten, andererseits durch hohe Kohlendioxidniveaus auch nicht stärker zum Gähnen gebracht wurden. Andere Theorien behaupten, das Gähnen dehne die Lungen und benachbarte Gewebe, um so zu verhindern, dass winzige Luftwege in der Lunge kollabieren und Brustkorbinfektionen hervorrufen, oder es helfe, eine Chemikalie namens Surfactant zu verteilen, mit der die Lunge zur Unterstützung ihrer Durchlässigkeit beschichtet ist.

Aber warum ist es nun so ansteckend, zu gähnen? Wahrscheinlich ist es die Macht der Suggestion, die jemanden zum Gähnen bringt, nachdem er dies bei jemand anderem gesehen hat. Es könnte sich um ein unwillkürliches, genetisch verankertes Phänomen handeln:

Sobald ein »Stammesmitglied« gähnte, schlossen sich andere an, weil dieses Verhaltensmuster unseren evolutionären Vorfahren half, miteinander zu kommunizieren.

Warum haben wir Augenbrauen?

Die Anthropologen gehen davon aus, dass Augenbrauen dazu dienen, Gesichtsausdrücke zu machen, die für andere aus unserer sozialen Gruppe auch noch in einiger Entfernung leicht zu deuten sind. Auch haben sie den praktischen Nutzen, zu verhindern, dass uns Schweiß und Regen von der Stirn in die Augen laufen.

Wofür ist eigentlich der Appendix da?

Es gibt mehrere Erklärungsansätze. Einer von ihnen besteht in der Annahme, es handle sich um eine rudimentäre Struktur, das Überbleibsel eines größeren, funktionstüchtigeren Organs, über das der Mensch einmal verfügte, das sich aber schon vor langer Zeit zurückentwickelt hat. Einer anderen Theorie zufolge, die Charles Darwin aufstellte, diente der Appendix einmal dazu, Blätter und Zellulose aus Baumrinde und so weiter zu verdauen. Heute sind Menschen nicht mehr dazu imstande, dieses Raufutter zu verdauen, doch Darwin dachte, dass wir es vielleicht einmal konnten.

Eine wahrscheinlichere Theorie besagt, dass der Appendix die Erholung von einer Diarrhö unterstützt. Bei einer Darminfektion vernichten der mit ihr verbundene

Durchfall und die Überlastung mit krankheitserzeugenden Bazillen die »guten Bakterien« in den Eingeweiden. Dieser Theorie zufolge wird nur der Appendix nicht von der Infektion betroffen und enthält somit eine Reserve guter Bakterien, die den Darm wiederbevölkern können, sobald die Infektion abgeklungen ist.

Warum schmeckt das Essen so fade, wenn man eine Erkältung mit verstopfter Nase hat? Brauchen wir den Geruch, um schmecken zu können?

Wenn Ihre Nase verstopft ist, können Sie immer noch süß, salzig, wohlschmeckend (oder japanisch: umami), sauer und bitter schmecken. Die Geschmacksknospen auf der Zunge identifizieren die beim Essen im Speichel aufgelösten Aromen. Das ist aber auch alles. Sie werden keine subtileren Geschmacksrichtungen ausmachen können, weshalb Essen fade schmeckt, wenn Sie eine verstopfte Nase haben. Damit Sie diese wahrnehmen können, muss Luft durch Ihre Nasengänge strömen und Geschmackschemikalien bis zu den Geruchsrezeptoren tragen, die sich direkt unter dem Gehirn hinter der Nasenwurzel befinden. Wir schmecken nur fünf verschiedene »Aromen«, können aber rund 10 000 Gerüche unterscheiden. Das ist immer noch deutlich weniger als das, was viele andere

Wussten Sie, dass …
die Blutgefäße des menschlichen Körpers aneinandergereiht auf eine Länge von schätzungsweise fast 100 000 Kilometern kämen? Zum Vergleich: Der mittlere Erdumfang beträgt etwas mehr als 40 000 Kilometer, sodass wir unsere Blutgefäße – bildlich gesprochen – mehr als zweimal um den Planeten wickeln könnten.

Tiere auf diesem Gebiet leisten. Ratten etwa vermögen zwischen 30 000 bis 100 000 verschiedenen Gerüchen zu differenzieren.

Was sind Blutgruppen, und warum haben wir welche?

Blut besteht aus vier Hauptbestandteilen: roten Blutkörperchen, weißen Blutkörperchen, Blutplättchen und Plasma. Es gibt verschiedene Bluttypen, weil sich auf jedem roten Blutkörper bestimmte chemische Marker befinden, die sogenannten Antigene. Antigene sind Arten von Proteinen, Glykoproteinen und Glykolipiden auf der Oberfläche der roten Blutkörper. Durch sie unterscheiden sich die Bluttypen voneinander. Mit raffinierten biochemischen und molekularbiologischen Verfahren ist es gelungen, eine Reihe dieser Oberflächenproteine zu charakterisieren. Obwohl die Mehrzahl von ihnen nicht wirklich entscheidend für die Funktion der roten Blutzellen zu sein scheint, haben einige ganz bestimmte Aufgaben. So erlauben sie manchen Substanzen, in den roten Blutkörper einzudringen und ihn zu verlassen, oder sie binden manche Substanzen an die Zelloberfläche.

Ihren Bluttyp haben Sie von Ihren biologischen Eltern geerbt, ähnlich wie Ihre Augen- oder Haarfarbe. Karl Landsteiner beschrieb im Jahr 1900 die ursprünglichen Bluttypen A, B und 0. Heute kennen wir 23 Blutgruppensysteme mit Hunderten verschiedener »Typen«.

Wussten Sie dass …
die Fläche einer menschlichen Lunge so groß ist wie ein Tennisplatz?

Wir wissen, dass für die Beständigkeit einiger Bluttypen eindeutig der evolutionäre und umweltbedingte Selektionsdruck verantwortlich ist. So ist zum Beispiel der Prozentsatz von Menschen, denen ein spezielles Antigen namens Duffy-Antigen fehlt, in bestimmten Gegenden Afrikas sehr viel höher als anderswo. Der Grund dafür hängt mit der Malaria zusammen. Der Duffy-Bluttyp enthält einen Rezeptor, der es bestimmten Arten von Malaria-Parasiten erlaubt, in den roten Blutkörper einzudringen. Folglich haben in manchen Malariagegenden Afrikas Bevölkerungsteile mit einem Duffy-negativen Bluttyp einen deutlichen Überlebensvorteil, weil ihnen das Fehlen des Duffy-Antigens zu einem gewissen Schutz gegen Malaria verhilft.

Wir kennen die Funktionen der Blutgruppen A und B noch nicht (die Blutgruppenbezeichnung O verweist schlicht auf das Nichtvorhandensein von A- und B-Faktoren). Es gibt jedoch Unterschiede in der Häufigkeit, mit der bestimmte Krebsarten in den verschiedenen Gruppen Vorkommen: Menschen mit Blutgruppe A haben ein etwa 20 Prozent höheres Risiko, Magenkrebs zu bekommen, als Menschen mit der Blutgruppe o, die wiederum ein größeres Risiko zu haben scheinen, ein Geschwür zu entwickeln. Warum das so ist, wissen wir nicht. Es gibt gewisse Hinweise, dass Vertreter der Gruppe O anfälliger als andere Bluttypen für das Bakterium sind, das eine Beulenpest auslöst, während Vertreter der Gruppe A anfälliger für das Pockenvirus sind. Diese Korrelationen könnten das vermehrte Vorkommen der B-Gruppe in China, Indien und Teilen Russlands erklären, die Epidemien beider dieser Krankheiten erlebten.

Bekommt man wirklich eine Arthrose, wenn man mit den Knöcheln knackt?

Auch das ist so ein Volksglaube, der wahrscheinlich entstand, um die Leute davon abzuhalten, mit den Knöcheln zu knacken, weil es so unangenehm ist. Sie können sich damit Ihre Gelenke entzünden, einen Hinweis darauf aber, dass es eine Arthrose verursacht, gibt es nicht. Wenn Sie ständig mit den Fingern knacken, könnten Sie freilich das Knorpelgewebe schädigen, was zu einer Schwellung der Gelenke führen würde. Wenn Sie dann immer noch nicht damit aufhören, könnte dies am Ende vielleicht zu einer degenerativen Gelenkerkrankung wie Arthrose führen, doch das gelegentliche Knacken wird Ihnen nicht schaden, sondern nur die Menschen in Ihrer Umgebung verdrießen.

Helfen Kupferarmbänder wirklich gegen Gelenkrheuma?

Es gibt sie überall, und stets verkauft man sie mit dem Anspruch, dass sie gegen die Schmerzen und Schwellungen einer rheumatoiden Arthritis oder chronischen Polyarthritis helfen. Leider dienen diese Behauptungen dazu, das Produkt abzusetzen, und nicht, Ihnen einen vernünftigen medizinischen Rat zu erteilen. Fairerweise muss man sagen, dass es solche Armbänder seit Jahrhunderten gibt, sogar die alten Griechen machten von ihnen Gebrauch. Tatsächlich ist sogar etwas Wahres an der Vorstellung, Kupfer könne eine begrenzte Rolle als

Top 10 der wichtigsten konservierten Körperteile historischer Persönlichkeiten

1. Einsteins Gehirn

Einsteins Gehirn wurde ohne Erlaubnis seiner Familie bei der Obduktion entfernt und auf der Suche nach einer Erklärung für sein Genie seziert. Teile des Gehirns wurden an Wissenschaftler in aller Welt geschickt.

2. Hitlers Penis

Als russische Soldaten Hitlers Leichnam fanden und verstümmelten, soll einer von ihnen das Glied des Führers behalten, konserviert und später seinem Sohn vermacht haben. Angeblich befindet es sich noch immer in der Sammlung der Familie. Andere überlieferte Penisse von Berühmtheiten sind etwa die von Napoleon und Rasputin, wenngleich einige Experten im letzteren Fall davon ausgehen, dass es sich bei dem fraglichen Objekt nicht um den Phallus des verrückten Predigers handelt, sondern um das Präparat einer Seegurke. Seine Größe ist beeindruckend.

3. Galileos Finger

Der Finger des als Vater der modernen Wissenschaft bekannten Galileo Galilei wurde nach seinem Tod chirurgisch entfernt und ist heute im Galileo-Museum in Florenz zu sehen. Es handelt sich – vielleicht in einer letzten ironischen Geste gegenüber der katholischen Kirche – um seinen Mittelfinger, der wie zum Hohn aufgerichtet ist. Galilei hatte recht, die Erde dreht sich um die Sonne, eine Behauptung, für die ihn die Kirche unter Arrest stellte.

4. George Washingtons Haar

Obwohl er ein Holzgebiss hatte, war es Präsident Washingtons Haar, das nach seinem Tod auf Wunsch der Tante des Dichters Henry Wadsworth Longfellow aufbewahrt wurde. Später wurde es der »Maine Historical Society« gestiftet.

5. Jeremy Benthams Kopf

Tatsächlich war es der Wunsch des Philosophen, Sozialreformers und Gründers des University College London, dass sein Leichnam im Rahmen einer öffentlichen Anatomievorlesung seziert wurde. Anschließend konservierte man sein Skelett und seinen Schädel und bewahrte sie in einer Vitrine auf. Dem Skelett zog man Benthams Kleidung an und stopfte sie mit Heu aus. Von Bentham als »Auto-Ikone« bezeichnet, ist das Skelett heute im University College ausgestellt und wird zu Kommissionssitzungen herangezogen. Wiederholt wurde es zum Ziel von Studentenstreichen und dabei auch mehrere Male gestohlen.

6. Spallanzanis Blase

Der italienische Biologe Lazzaro Spallanzani wies nach, dass für die geschlechtliche Fortpflanzung Eier und Spermien verantwortlich sind, und führte auch die erste erfolgreiche künstliche Befruchtung durch. Seine Blase wird heute im Historischen Museum der Universität von Pavia aufbewahrt.

7. Buddhas Zahn

Diesem religiösen Artefakt, das anscheinend aus dem Scheiterhaufen von Buddhas Einäscherung in Indien stammt, ist in Sri Lanka ein ganzer Tempel gewidmet.

Es existieren Unmengen von angeblichen Körperteilen Heiliger, einschließlich mehrerer erhaltener Proben der Vorhaut Christi und immerhin zweier Schädel von Johannes dem Täufer – die Erklärung hierfür lautet, dass der eine Schädel Johannes als jungem Mann gehörte, während der andere nach seiner Enthauptung verwahrt wurde.

8. Daniel E. Sickles' Bein

Der unionistische General Sickles, dem in der Schlacht von Gettysburg im amerikanischen Bürgerkrieg eine Kanonenkugel ein Bein zerschmetterte, kämpfte tapfer weiter, bis das Bein später am Tag amputiert werden musste. Sickles' Bein sowie die Kanonenkugel sind im Nationalen Museum für Gesundheit und Medizin in der amerikanischen Bundeshauptstadt Washington, D. C., ausgestellt.

9. Paul Brocas Gehirn

Der französische Arzt und Anthropologe Paul Broca wurde bekannt für seine 1861 gemachte Entdeckung des Zentrums der motorischen Sprachproduktion in der Großhirnrinde, das man heute als Broca-Areal bezeichnet. Brocas Gehirn ist im Musée de l'Homme in Paris zu bewundern.

10. Der Körper der heiligen Catherine Labouré

Die heilige Catherine Labouré starb am 31. Dezember 1876. Als man 56 Jahre später ihren Leichnam exhumierte, war dieser unverwest und in makellosem Zustand. Laboures Augen waren so blau wie am Tag ihres Todes. Sie liegt heute in einem gläsernen Sarg rechts neben dem Altar der Erscheinungskapelle in der Rue du Bac Nr. 140 in Paris und wirkt immer noch so, als sei sie erst gestern gestorben.

schmerzlinderndes Mittel spielen: Einige Tierstudien haben gezeigt, dass die orale Aufnahme von Kupfer das Fortschreiten von Gelenk- und Gewebeschäden bei Arthritis-Patienten verlangsamen kann. In verschiedenen verschreibungspflichtigen Medikamenten gegen Arthritis ist Gold enthalten. Leider ließ sich wissenschaftlich nicht nachweisen, dass Kupferarmbänder den gleichen Effekt hätten.

Es gibt gewisse Hinweise, dass Kupfer je nach dem Kupferspiegel im Körper antioxidative oder prooxidative Wirkungen hervorrufen kann. (Antioxidationsmittel wie die Vitamine A, C und E bekämpfen die Schäden, die durch die Oxidation im Körper hervorgerufen werden.) Wenn Kupfer in der Tat antioxidative Eigenschaften hat, dann besteht die Möglichkeit, dass es sich in begrenztem Rahmen positiv auf Arthritissymptome auswirken könnte – obwohl es viele Nahrungsmittel gibt, die über ein größeres Antioxidationspotenzial verfügen als Kupfer, ohne seine negativen prooxidativen Auswirkungen zu haben. Bislang jedoch lautet der wissenschaftliche Befund, dass Kupfer- und Magnetarmbänder nutzlos sind. Auch bei einem Vergleich von Kupferstreifen, Magnetstreifen und Placebostreifen ließen sich keine Unterschiede in der Schmerzwahrnehmung feststellen. Anscheinend darf man einen etwaigen subjektiven Nutzen von Kupfer- oder Magnetarmbändern psychologischen Placeboeffekten zuschreiben. Schon

Wussten Sie, dass …

Wissenschaftler mehr als 500 verschiedene Funktionen der Leber gezählt haben? Sie ist eines der fleißigsten und größten Organe des menschlichen Körpers. Um nur einige der Funktionen zu nennen, die Ihre Leber ausübt: Sie produziert Galle, baut die alten roten Blutkörperchen ab, bildet das Plasmaprotein und entgiftet den Körper.

seltsam, dass sich darauf eine millionenschwere alternative Schmerztherapie-Industrie gründet.

Wenn man mit offenen Augen niest, fallen sie dann heraus?

Nein! Ihre Augen sind mit sechs starken Muskeln in Ihrem Kopf befestigt und werden nicht herausfallen, auch wenn Sie niesen, selbst wenn Sie sie geöffnet haben. Wahrscheinlich hat man sich diesen Unsinn einfallen lassen, weil es unmöglich scheint, die Augen nicht zu schließen, wenn man niest. Und wenn man seine Augen nicht zwingen kann, offen zu bleiben, so die Vermutung, muss es ja einen guten Grund haben, dass sie sich unwillkürlich schließen. Nicht unbedingt. Wahrscheinlich handelt es sich einfach um eine unwillkürliche Reaktion ohne wirklichen Zweck. Die Augen könnten beim Niesen aus dem gleichen Grund zugehen, aus dem wir mit dem Bein zucken, wenn uns jemand aufs Knie klopft.

Und es sind nicht nur die Muskeln in Ihren Augenlidern, die auf ein Niesen reagieren. Viele Muskeln in Ihrem ganzen Körper tun dies. So machen zum Beispiel viele Menschen mit Stressinkontinenz die Erfahrung, dass ihnen Urin ausläuft, wenn sie niesen – das Resultat der unwillkürlichen Anspannung und Lockerung gewisser Muskeln.

Schadet es den Augen, wenn man bei schlechtem Licht liest?

Immer wieder warnt man Kinder davor, sie würden sich ihre Augen ruinieren, wenn sie mit einer Taschenlampe unter der Bettdecke lesen. Stimmen tut das freilich nicht. Bei Dämmerlicht zu lesen schädigt die Augen nicht, eher verursacht es Augenschmerzen.

Wenn Sie ein schlecht beleuchtetes Zimmer betreten, passen sich Ihre Augen in verschiedener Weise an. Erstens beginnen die Stäbchen und Zapfen auf der Netzhaut, mehr lichtempfindliche Chemikalien zu produzieren. Diese Chemikalien reagieren auf Licht, wandeln es in ein elektrisches Signal um und übermitteln dieses ans Gehirn. Zweitens entspannen sich die Irismuskeln, was dazu führt, dass sich die Augenöffnung, die Pupille, stark vergrößert. Dies ermöglicht es dem Auge, so viel Licht wie möglich einzufangen. Und drittens passen sich die Nervenzellen in der Netzhaut daran an, bei mattem Licht zu arbeiten. Wenn Sie bei Schummerlicht lesen, dann empfängt Ihre Augenmuskulatur widersprüchliche Signale: Sie soll sich lockern, um so viel Licht wie möglich einzufangen, zugleich soll sie sich aber auch zusammenziehen, um ein konstant fokussiertes Bild zu erzeugen. Ist das betrachtete Objekt, also in diesem Fall ein Buch, nur schlecht beleuchtet, wird die Fokussierung noch schwieriger, weil nur ein geringer Kontrast zwischen den Wörtern und der Seite besteht, was die Fähigkeit des Auges, visuelle Details zu erkennen, schwächt. Diese Fähigkeit bezeichnet man als Sehschärfe. Ihre Augen müssen mehr arbeiten, um die Wörter von der weißen Seite zu unterscheiden, was Ihre Augenmuskulatur natürlich anstrengt.

Wenn Ihre Augen für längere Zeit so schwer arbeiten, werden sie müde, wie es bei praktisch jedem anderen Muskel auch der Fall wäre. Diese Anspannung kann sich physisch auf verschiedene Weise auswirken, etwa in Form von schmerzenden oder juckenden Augäpfeln, Kopfschmerzen, Verspannungen im Schulter- und Nackenbereich und einer verschwommenen Sicht.

All das wird aber Ihren Augen nicht schaden und wieder abklingen, wenn Sie zu lesen aufhören und ihnen eine Ruhepause gönnen.

Was genau ist eigentlich eine Gänsehaut?

Winzige Muskeln in unserer Haut ziehen sich zusammen und bewirken so, dass sich die Haare aufrichten. Auch verursachen sie kleine Erhebungen rund um die Haarfollikel: die Gänsehaut. Dieser Mechanismus führt dazu, dass eine Luftschicht unter den aufgerichteten Haaren eingefangen wird und unsere Körper warm hält. Da wir heute deutlich weniger behaarte Geschöpfe sind als zu Zeiten, in denen wir stolz eine dichte Körperbehaarung zur Schau trugen, ist das Ganze natürlich nicht mehr so effektiv. Die aufgerichteten Haare lassen uns auch größer erscheinen (denken Sie daran, wie sich

Wussten Sie, dass …
die Hauptschlagader (Aorta) fast den Durchmesser eines Gartenschlauchs hat? Das Herz eines Erwachsenen ist im Durchschnitt so groß wie zwei Fäuste, was die Größe der Aorta doch recht eindrucksvoll macht. Diese Arterie muss so groß sein, weil sie der Hauptversorger des Körpers mit sauerstoffreichem Blut ist.

einer Katze das Fell sträubt, wenn sie sich bedroht fühlt) – ein Abwehrmechanismus, der erklären mag, warum wir eine Gänsehaut bekommen, wenn wir uns erschrecken.

Stimmt es, dass unsere Magensäure so stark ist wie Batteriesäure?

Die Säure in Ihrem Magen ist stark genug, um Rasierklingen aufzulösen. Zwar sollten Sie die Leistungsfähigkeit Ihres Magens nicht testen, indem Sie eine Rasierklinge (oder sonst einen Gegenstand aus Metall) verschlucken, doch sind die Säuren, die Ihre Nahrung verdauen, nicht auf die leichte Schulter zu nehmen. Salzsäure von der Art, wie sie sich in Ihrem Magen befindet, ist nicht nur dazu geeignet, eine Pizza aufzulösen, sondern kann sich auch durch viele Arten von Metall fressen. Alle drei oder vier Tage erneuert sich Ihre Magenschleimhaut. Die schleimartigen Zellen, die Ihre Magenwand bedecken, würden sich aufgrund der starken Verdauungssäuren in Ihrem Magen rasch auflösen, wenn sie nicht ständig durch neue ersetzt würden. Wer einmal ein Magengeschwür hatte, weiß, wie schmerzhaft es sein kann, wenn die Magensäure ihren Tribut von den tieferen Schichten der Magenschleimhaut fordert.

Auf wie viele Organe könnten wir verzichten und trotzdem überleben?

Sie könnten tatsächlich mit erstaunlich wenigen funktionsfähigen Organen überleben. Sie könnten sich Magen, Milz, 75 Prozent der Leber, 80 Prozent der Eingeweide, eine Niere, einen Lungenflügel und praktisch jedes Organ aus der Becken- und Leistengegend entfernen lassen und trotzdem weiterleben. Sie würden sich wahrscheinlich nicht besonders toll fühlen, doch brächte es Sie nicht um, wenn Sie diese Organe nicht hätten.

Manchmal, wenn ich auf eine Wand oder in den Himmel blicke, sehe ich Flecken und kleine fadenförmige Etwasse vorbeischweben. Sie folgen der Bewegung meiner Augen, und Freunde von mir sagen, dass sie auch so etwas sehen. Worum in aller Welt handelt es sich, und muss ich mir Sorgen machen?

Die kleinen Flecken und Fäden, die Sie da sehen, befinden sich innerhalb Ihres Augapfels, genauer gesagt, in der geleeartigen Substanz, mit der dieser gefüllt ist. Wir Ärzte bezeichnen sie als *Mouches volantes,* wobei die wirklich Gebildeten unter uns gleich *muscae volitantes* sagen.

So ziemlich jeder macht einmal mit ihnen Bekanntschaft, obwohl sie am häufigsten bei kurzsichtigen Menschen vorkommen. Man vermutet, dass die kleinen Fäden Überreste der Glaskörperarterie sind, die die Linse und andere Teile des Auges während der Entwicklung des Fötus versorgt und sich danach zurückbildet, weil sie nicht mehr gebraucht wird. Sie verläuft in der frühen Entwicklungsphase von der Linse bis zur Augenrückseite und beginnt im dritten Monat zu verkümmern. Ihre Rückstände sind bei der Geburt bereits zum Großteil verschwunden, doch einige bleiben auf unbestimmte Zeit erhalten.

Tendenziell vermehren sich die *Mouches volantes* in den Augen mit zunehmendem Alter, weil sich faserige Klumpen und Membranen in der Glaskörperflüssigkeit bilden. Ich sollte hinzufügen, dass sie nicht immer völlig gutartig sind. Manchmal sind sie auch eine Folge davon, dass Blutkörperchen aufgrund einer Blutung der empfindlichen Gefäße innerhalb des Auges in den Augapfel geraten, etwa nach einer Gewalteinwirkung. Eine plötzliche Zunahme der Flecken, oft von Lichtblitzen begleitet, kann eine Netzhautablösung ankündigen. In Ihrem Fall hört es sich aber ganz harmlos und normal an.

Wussten Sie, dass …

Ihr Gehirn 20 Prozent des Sauerstoffs verbraucht, der in ihren Blutkreislauf eindringt? Das Gehirn macht nur rund zwei Prozent der Körpermasse aus, verbraucht aber mehr Sauerstoff als jedes andere Organ Ihres Körpers. Dadurch ist es extrem anfällig für Schäden durch Sauerstoffmangel.

Nutzen wir wirklich nur zehn Prozent unseres Gehirns?

Obwohl wir über zahlreiche funktionale Details von Teilen des Gehirns noch im Dunkeln tappen, wissen wir doch, dass jede Hirnpartie eine uns bekannte Funktion hat. Dieser immer wieder erwähnte Mythos, dem zufolge wir nur zehn Prozent unseres Gehirns nutzen, verdankt sich wahrscheinlich einem Missverständnis oder einer Fehlinterpretation neurologischer Forschungen, die Ende des 19. und Anfang des 20. Jahrhunderts durchgeführt wurden und zu dem Ergebnis kamen, dass nur rund zehn Prozent der Neuronen im Gehirn gleichzeitig feuern. Dieselben Wissenschaftler berichteten auch, dass sie lediglich zehn Prozent der Gehirnfunktionen hatten entschlüsseln können. Das heißt aber zweifellos nicht, dass die anderen Hirnareale nicht genutzt werden.

Wussten Sie, dass …
Ihr linker Lungenflügel kleiner ist als der rechte, um Platz für Ihr Herz zu schaffen, das eine leichte Linksneigung hat und folglich auf dieser Seite des Körpers mehr Raum beansprucht?

Der sparsame Einsatz von Neuronen hat einen Grund: Begännen alle Neuronen eines Menschen gleichzeitig zu feuern, würde dieser sich nicht in ein Genie verwandeln, sondern einen schweren Anfall erleiden.

Eine Verwechslung könnte auch aus dem Umstand hervorgehen, dass lediglich zehn Prozent der Zellen im Gehirn Neuronen sind. Die anderen heißen Gliazellen und funktionieren nicht wie Neuronen.

Um den Mythos völlig in der Versenkung verschwinden zu lassen, hat die Kernspintomographie gezeigt, dass die Menschen vom Großteil ihrer Großhirnrinde angemessenen Gebrauch machen, selbst wenn sie schlafen.

Hirnzellen wachsen nicht nach, oder? Man verliert nur sein Leben lang welche.

Das stimmt nicht. Auch in einem ausgereiften erwachsenen Gehirn können sich Neuronen bilden. Man bezeichnet dies als Neurogenese. Wie eine neue Untersuchung gezeigt hat, wachsen und verändern sich Neuronen auch über die ersten Entwicklungsjahre hinaus bis weit ins Erwachsenenalter hinein.

Neue Neuronen entstehen überwiegend in zwei Hirnregionen: in der subventrikulären Zone, einer Schicht auf den Seitenventrikeln, von der aus die neuen Zellen zu den Geruchsrezeptoren wandern, und in der subgranulären Zone im Hippocampus.

Viele dieser neugeborenen Zellen sterben kurz nach ihrer Geburt, eine Reihe von ihnen wird jedoch funktional in das umliegende Hirngewebe integriert.

Wussten Sie, dass …
Ihr Gehirn keinen Schmerz empfinden kann? Wenn Sie sich in den Finger schneiden oder verbrennen, wird die Schmerzempfindung zwar im Gehirn verarbeitet, doch verfügt dieses über keine eigenen Schmerzrezeptoren und kann bei einer Verletzung daher keinen Schmerz spüren.

Besteht irgendein Zusammenhang zwischen der Größe der Füße eines Mannes und der Größe seines Penis?

Meine alte Universität, das University College London, ist diesem populären Gerücht einmal auf den Grund gegangen. Die Forscher maßen die Füße und Penisse von mehr als 100 Männern und kamen zu dem Ergebnis, dass der durchschnittliche nichterigierte Penis 13 Zentimeter misst, bei einer Bandbreite von 6 Zentimetern am unteren und 18 Zentimetern am oberen Ende der Skala. Die durchschnittliche männliche Schuhgröße in Großbritannien ist 43, in Deutschland je nach Quelle 42 oder 44. Die Untersuchung stellte *keinerlei* Korrelation zwischen Schuhgröße und Penislänge fest.

6. Haut, Haare und Nägel

Ich habe am ganzen Körper Leberflecken. Heißt das, dass ich ein größeres Risiko habe, Krebs zu bekommen? Was sind die Alarmsignale?

Leberflecken sind einfach eine Wucherung der Pigmentzellen in den tieferen Schichten der Haut. Praktisch jeder Mensch hat zumindest ein paar von ihnen. Im Durchschnitt finden sich 10 bis 50 Leberflecken oder Muttermale auf einem Körper, und zwar an jeder beliebigen Stelle.

Interessanterweise geht man davon aus, dass wir mit allen Muttermalen geboren werden, die wir jemals haben werden. Viele von ihnen sind bei der Geburt nicht sichtbar und dunkeln erst nach, wenn wir älter werden und der Sonne ausgesetzt sind. Sie erscheinen dann an den Stellen unseres Körpers, die das meiste Sonnenlicht abbekommen haben.

Das entscheidende Problem mit den Leberflecken ist, dass sich einige wenige von ihnen zu einer Form von Hautkrebs entwickeln können, die als schwarzer Hautkrebs oder *malignes Melanom* bezeichnet wird. Wenn Sie eine große Zahl von Leberflecken haben (mehr als 25), kann das bedeuten, dass Sie anfälliger für ein Melanom sind und sich dementsprechend sorgfältig vor allzu viel Sonnenschein schützen sollten. Wenn in Ihrer Familie bereits Melanome aufgetreten sind, dann sollten Sie Ihre

Muttermale sorgfältig untersuchen lassen. Meiden Sie zu starken Sonnenschein, insbesondere die beiden Stunden vor und nach Mittag, und vermeiden Sie jeden Sonnenbrand. Wenn Sie in jüngeren Jahren öfter mal einen Sonnenbrand hatten, dann ist Ihr Hautkrebsrisiko stark erhöht. Alarmsignale sind Veränderungen an den Leberflecken. Seien Sie also wachsam und fragen Sie Ihren Arzt, wenn Sie sich nicht sicher sind.

Wussten Sie, dass ...

sich an den Füßen 500 000 Schweißdrüsen befinden, die mehr als einen halben Liter Schweiß am Tag produzieren können?

Ich leide unter einem furchtbaren Schweißproblem – ich bin dauernd nass vor Schweiß. Gibt es irgendetwas, was ich dagegen tun kann?

Starke Schweißbildung kann wirklich ein unangenehmes Problem sein. Sie müssen gar nicht überhitzt sein – Ihre Nerven sowie Stresssituationen lassen Sie in null Komma nichts klatschnass werden. Bei Frauen kann auch ein hormonelles Element eine Rolle spielen. Vielleicht sollten Sie es mit einem verschreibungspflichtigen Schweißhemmer (Antitranspirant) versuchen, der Aluminiumsalze enthält. Auch gibt es Medikamente, die die Stimulation der Schweißdrüsen durch die Nerven blockieren. Diese Tabletten wirken jedoch nicht bei jedem und können Nebenwirkungen haben. Die Verbindung zwischen Nerven und Schweißdrüsen lässt sich zudem operativ blockieren, was allerdings auch nicht immer funktioniert. Bei manchen Patienten führt es zu einer reaktiven Erhöhung der Schweißbildung an einer anderen Stelle der Körpers.

Bei einer moderneren Behandlungsweise werden die Schweißdrüsen mit Botoxinjektionen paralysiert, doch kann für ein befriedigendes Ergebnis eine ganze Menge solcher Spritzen erforderlich sein, und das Ergebnis hält auch nur vier bis zwölf Monate vor.

Mein grundsätzlicher Rat wäre, alle Auslöser von Schweißbildung wie Hitze oder stark gewürztes Essen zu meiden und schwarze oder weiße Kleidung zu tragen, bei der man die Schweißflecken nicht so deutlich sieht.

Ich leide schon seit geraumer Zeit unter Schuppenflechte und habe jetzt zusätzlich schmerzhafte Schwellungen an den Händen und Füßen bekommen, die beim Laufen weh tun. Ich bin Raucher, aber ansonsten gesund. Kann ich irgendetwas dagegen unternehmen?

Sie könnten an etwas leiden, das man *palmoplantare Pustulose* nennt, eine unangenehme Variante der Schuppenflechte *(Psoriasis)*, die Pusteln an der Handinnenseite und den Fußsohlen hervorruft. Das Erste, was Sie tun sollten, ist, mit dem Rauchen aufzuhören, weil Sie womöglich eine anormale Reaktion auf Nikotin zeigen, durch die es zu einem verstärkten Aufflammen Ihrer Schuppenflechte kommen kann.

Es gibt eine Vielzahl von Behandlungsformen, darunter auch einige bahnbrechende neue Medikamente, die zu wirken scheinen. Ein Aknemittel namens Isotretinoin (Roaccutan) und eine Reihe neuer Arzneien namens Tacrolimus und Pimecrolimus scheinen gute Erfolge zu erzielen. Bitten Sie Ihren Hausarzt um eine Überweisung an einen Dermatologen, der Ihnen die verschiedenen Behandlungsmöglichkeiten erläutern kann.

Kriegt man vom Schokoladeessen Pickel?

Jede Menge Studien wurden durchgeführt, um den Zusammenhang zwischen Ernährung und Akne aufzuklären, und keine konnte irgendeine Beziehung feststellen. Akne wird durch Hormone verursacht und durch Stress verschlimmert. Mehr ist dazu nicht zu sagen. Fettiges Essen, Junkfood, Süßigkeiten und Schokolade sind nicht für sie verantwortlich. Das hat Ihnen Ihre Mutter nur gesagt, damit Sie nicht so viel davon essen.

Stimmt es, dass das Haar schneller, dichter und dunkler nachwächst, wenn man sich rasiert?

Dieses Gerücht kommt zwar der Haarentfernungsindustrie sehr gelegen, ist aber falsch. Dadurch, dass Sie sich rasieren, wird Ihr Haar weder dichter noch schneller nachwachsen. Zu dieser Sinnestäuschung kommt es, weil das Haar mit stumpfem Ende nachwächst, ohne die fein zugespitzten Haarenden, die nichtrasiertes Haar aufweist, und sich dadurch dichter anfühlt und auch so wirkt. Auch bleicht die Sonne das Haar im Lauf der Zeit

Wussten Sie, dass …
wir für ein Lächeln 17 Muskeln brauchen, für ein Stirnrunzeln hingegen 43? Wenn wir nicht gerade unsere Gesichtsmuskeln trainieren wollen, ist Lächeln für die meisten von uns die viel leichtere Übung.

auf natürliche Weise aus, sodass neu gewachsene Haare dunkler erscheinen mögen, was sie tatsächlich aber nicht sind.

Ich trage mein Haar in einem engen Pferdeschwanz, aber meine Mutter sagt, ich könnte davon eine Glatze kriegen – wie kann das sein?

Frisuren wie enge Pferdeschwänze, geflochtene Zöpfe oder Rastalocken können Haarverlust verursachen, weil sie das Haar einer permanenten Spannung aussetzen, durch die es nach und nach herausgezogen wird. Die Haare auf einen heißen Lockenwickler aufzuwickeln, kann dieselben schädlichen Folgen haben. Haarverlängerungen, die zu straff angebracht werden, können zu kahlen Stellen führen, wie viele Stars dieser Tage feststellen müssen.

Wird das Haar durch Stress schneller grau?

Stress wird für unzählige Krankheiten verantwortlich gemacht und ist dies vielfach auch zum Teil, vor allem im Fall von Herzerkrankungen, Kopfschmerzen, Magenproblemen, Schlafstörungen und einem beeinträchtigten Immunsystem, um nur einige zu nennen. Stress kann auch Schübe von Akne oder Schuppenflechte auslösen und *Telogeneffluvium* (vermehrten Ausfall von Telogenhaar) oder *Alopecia areata* (kreisrunden Haarausfall) verursachen.

Kann Stress aber Haare ergrauen lassen? Diese Theorie verdankt sich womöglich Berichten, denen zufolge Marie-Antoinette mit grauen Haaren zu ihrer Hinrichtung erschien; man glaubte, ihre Haarfarbe habe sich über Nacht geändert, während sie voller Angst ihrem Schicksal entgegensah. Aber das dürfte sich eher dem Umstand verdankt haben, dass sie keine aufwendige Perücke mehr besaß und sich auch für geraume Zeit vor ihrer Exekution die Haare nicht mehr hatte färben lassen können.

Wussten Sie, dass …
man zwar nicht mit Sicherheit sagen kann, blonde Menschen hätten mehr Spaß, sehr wohl aber, dass sie mehr Haare haben. Die Haarfarbe entscheidet über die Dichte des Kopfhaars. Im Durchschnitt hat der Mensch 100 000 Haarfollikel; Blonde haben durchschnittlich 146 000 und Schwarzhaarige im Durchschnitt 110 000 Follikel. Braunhaarige entsprechen mit 100 000 dem allgemeinen Durchschnitt, während Rotschöpfe mit rund 86 000 Follikeln das am wenigsten dichte Haar haben.

Grau zu werden ist ein normaler Teil des Älterwerdens: Ungefähr die Hälfte aller 50-Jährigen ist auf halbem Wege, grau zu sein. Die ersten grauen Haare zeigen sich üblicherweise im Alter von 30 bis 35 Jahren; wie schnell jemand ergraut, hängt jedoch von Faktoren wie der genetischen Prädisposition ab.

Da Stress Haarausfall verursachen kann, ist es möglich, dass der Verlust einiger pigmentierter Haare etwaige graue Haare deutlicher hervortreten lässt. Stress lässt aber keine Haare grau werden, ein direkter Zusammenhang zwischen Stress und grauem Haar konnte nicht nachgewiesen werden.

Wenn Sie herausfinden möchten, wann Sie ergrauen werden, müssen Sie sich nur Ihre Eltern anschauen – unsere Gene entscheiden darüber, was aus jedem einzelnen Haarfollikel herauskommt.

Die Ergebnisse einer 2009 durchgeführten Studie weisen darauf hin, dass genotoxischer Stress in Form von UV-Licht und Chemikalien unsere DNA schädigt und einen Pigmentschwund in unserem Haar verursachen könnte. Davor kann man sich freilich kaum schützen, insofern die Forscher vermuten, dass eine einzelne Säugetierzelle am Tag rund 100 000 solcher Stressoren ausgesetzt ist.

Eine letzte Theorie über graue Haare besteht darin, dass diese ergrauen, wenn sich im Lauf der Zeit genügend Wasserstoffperoxid in unseren Follikeln angesammelt hat. Die entsprechenden Forschungen stehen aber noch am Anfang, sodass ich für den Moment sagen würde: Wenn es um graue Haare geht, können wir unserem genetischen Schicksal womöglich nicht entrinnen.

Stimmt es, dass man seinen Haarausfall verschlimmert, wenn man zu häufig zum Föhn oder Frisierstab greift?

Stimmt. Der Grund ist, dass starke Hitze die Proteine in den Haaren schädigt, wodurch die Haare brüchig werden und leicht abbrechen. Das Haar zu bürsten, während man es föhnt, ist sogar noch schädlicher. Ein sorgloser Umgang mit Frisierstäben oder Glätteisen kann sogar die Kopfhaut verbrennen, sodass die Haarfollikel in diesem Bereich dauerhaft geschädigt sind.

Ich kaufe immer teure proteinhaltige Haarspülungen und Shampoos, die versprechen, meine Haare mit Nährstoffen zu versorgen und ihr Wachstum zu unterstützen, aber meine Schwester lacht mich aus und sagt, dass ich mein Geld verschwende. Hat sie etwa recht?

Sehen Sie es einfach so: Proteinhaltige Spülungen überbrücken temporäre Defekte am Haarschaft, wodurch Ihr Haar weicher und dicker wird, also gut *aussieht.* Die Mittel fördern jedoch weder sein Wachstum, noch »nähren« sie das Haar. Haar ist totes Gewebe.

Wussten Sie, dass …

sich auf jedem Quadratzentimeter Ihres Körpers 32 Millionen Bakterien tummeln? In der Mehrzahl sind sie völlig harmlos, manche tragen sogar dazu bei, dass Sie einen gesunden Körper behalten.

Mein Vater hat sehr volles Haar. Heißt das, dass ich keine Glatze bekommen werde?

Nein. Die Anlage zur Kahlköpfigkeit wird von beiden Eltern vererbt und umfasst wahrscheinlich eine Kombination von Genen. Sie sind also nicht automatisch auf der sicheren Seite, selbst wenn Ihr Vater noch sehr volles Haar hat. Es stimmt auch nicht, dass nur Gene von der mütterlichen Seite eine Rolle spielen, wie manchmal behauptet wird.

Mein Arzt hat mir gesagt, eine Glatze zu haben bedeute ein erhöhtes Risiko für einen Herzinfarkt, und jetzt bin ich beunruhigt. Hat er damit recht?

In gewissem Maß, ja. Wie in einer Studie festgestellt wurde, haben Männer, deren Hinterkopf sich lichtet, ein um 40 Prozent erhöhtes Risiko für eine Herzerkrankung. Bei Haarverlust am Vorderkopf, also Geheimratsecken, lag das Risiko um 28 Prozent höher. Wenn Sie also typisch männlichen Haarausfall haben, sollten Sie mit dem Rauchen aufhören, sich gesund ernähren, Ihren Blutdruck überprüfen lassen und ein wenig Sport treiben.

Mit 15 habe ich eine schwere Akne im Gesicht bekommen. Sie hat sich jetzt mit harten, roten, schmerzhaften und fürchterlich aussehenden Pusteln über Brust und Rücken ausgebreitet. Ich habe alles ausprobiert, was man in Drogerien bekommt, es hat aber alles nichts genützt. Werde ich das je wieder los?

Akne ist zweifellos ein Leiden, das einen schon ziemlich quälen kann, und schlägt genau in der Pubertät zu, wenn man am empfindlichsten und am meisten um sein Aussehen besorgt ist. Akne muss ernst genommen werden, weil sie bleibende Narben hinterlassen kann. Die Krankheit hat jedoch nichts mit mangelnder Reinlichkeit oder falscher Ernährung zu tun. Schokolade und fettreiches Essen verschlimmern sie nicht, obwohl es einige Anzeichen dafür gibt, dass Milch das bei manchen Menschen tut.

Top 10 der besten Nahrungsmittel

1. Süßkartoffeln

Ein Nährstoffkonzentrat und wahrscheinlich eines der besten Gemüse, die Sie essen können. Vollgestopft mit Karotinoiden, Vitamin C, Kalium und Ballaststoffen, sind sie die bessere Wahl als normale Kartoffeln, wenn Sie sich gesund ernähren wollen.

2. Traubentomaten

Süßer und fester als andere Tomaten und ideal für Snacks, Dips oder Salate geeignet, enthalten Traubentomaten jede Menge Vitamin C und A.

3. Fettfreie oder fettarme Milch

Zwar bevorzuge ich persönlich Sojamilch, doch ist Kuhmilch eine ausgezeichnete Quelle von Kalzium, Vitaminen und Proteinen – mit wenig bis keinem arterienverstopfenden Fett und Cholesterin. Dasselbe gilt für fettarmen Joghurt. Sojamilch kann genauso nahrhaft sein, wenn sie angereichert ist.

4. Broccoli

Reich an Vitamin C, Karotinoiden und Folsäure. Dämpfen Sie ihn nur gerade so lange, dass er noch fest ist, und beträufeln Sie ihn mit einem Spritzer Zitronensaft.

5. Wildlachs

Die Omega-3-Fettsäuren in fetthaltigem Fisch wie Lachs können dazu beitragen, das Risiko eines plötzlichen Herzversagens zu verringern.

6. Knäckebrot

Eine merkwürdige Wahl für diese Liste, denken Sie womöglich, aber Vollkorn-Roggen-Knäckebrot ist extrem ballaststoffreich und fettfrei.

7. Naturreis

Naturreis, ob für die Mikrowelle oder zum Kochen, enthält mehr Ballaststoffe, Magnesium, Vitamin E und B6, Kupfer, Zink und sekundäre Pflanzenstoffe (Phytamine) als weißer Reis.

8. Zitrusfrüchte

Sie sind reich an Vitamin C, Folsäure und Ballaststoffen, und es gibt viele verschiedene Sorten: Minneolas, Clementinen, Mandarinen, Blutorangen und rote Grapefruits – wobei Sie vorsichtig mit dem Verzehr von Grapefruits sein sollten, wenn Sie bestimmte Medikamente nehmen.

9. Moschus- oder Butternusskürbis

Ob gedämpft, gebacken, angebraten oder als Suppe, ist der Butternusskürbis eine einfache Möglichkeit, um haufenweise Vitamin A und C sowie Ballaststoffe zu sich zu nehmen.

10. Spinat und Kohl

Diese Blattgemüse sind knallvoll mit Vitamin A, C und K, Folsäure, Kalium, Magnesium, Eisen, Lutein und Phytaminen. Am besten serviert man sie mit einem Spritzer Zitronensaft.

Die gute Nachricht ist, dass sich Akne erfolgreich behandeln lässt. Es gibt ein sehr wirksames Medikament, das für Sie wahrscheinlich gut geeignet ist. Es heißt Roaccutan (Wirkstoff: Isotretinoin). Man muss es täglich in Pillenform einnehmen. Es hat einige ernstzunehmende Nebenwirkungen wie eine Austrocknung der Haut und der Augen und kann einem stark gesprungene, wunde Lippen bescheren. Es kann auch Folgen für die Leber haben, weshalb man während der Behandlung Blutuntersuchungen durchführen lassen sollte. Doch wirkt es tatsächlich, und ich würde an Ihrer Stelle Ihren Hausarzt dazu befragen. Es kann sein, dass Sie es sechs Monate lang nehmen müssen; auch werden Sie erst nach etwa zwei oder drei Monaten überhaupt Veränderungen bemerken. Das Mittel vermindert die Narbenbildung und stoppt die schmerzhaften roten Eiterbeulen, die Sie derzeit bekommen.

Warum werden Haare überhaupt grau? Werden dunkelhaarige Menschen früher grau, oder sieht man es bei ihnen nur deutlicher?

Den Vorgang des Ergrauens verstehen wir noch nicht genau. Was wir mit Sicherheit wissen, ist, dass es keinen Zusammenhang zwischen grauen Haaren und Kahlköpfigkeit gibt – auch so ein verbreiteter Mythos.

Ihre Haarfarbe wird von dem Pigment Melanin bestimmt, das durch die Mitte des Haarschafts verteilt wird. Die tatsächliche Haarfarbe hängt von der Anzahl, Größe und Farbe der Pigmentgranula ab. Je heller das

Haar ist, desto weniger Melanin ist vorhanden. Braunes oder schwarzes Haar hat viel mehr Melanin als blondes oder rotes. Auch entspricht die Hautfarbe häufig der Haarfarbe. Aus irgendeinem Grund können die Zellen, die Melanin produzieren, langsamer werden oder ihre Arbeit ganz einstellen. Dadurch verliert das Haar seine Farbe, wird erst gelb und dann grau. Luftbläschen, die auf mysteriöse Weise in den Haarschaft gelangen können, tragen auch zum Ergrauen bei, indem sie die Verteilung des Melanins blockieren. Es scheint sich um einen genetisch bedingten Prozess zu handeln, der bei hell- und dunkelhaarigen Menschen der gleiche ist; nur fällt der Pigmentverlust in der Tat bei dunkleren Haaren stärker auf.

Wussten Sie, dass …

menschliches Haar praktisch unzerstörbar ist? Abgesehen von seiner Entflammbarkeit verrottet Haar so langsam, dass es als nicht-zersetzbar bezeichnet werden muss. Haare lassen sich nicht durch Kälte, Klimaveränderungen, Wasser oder ändere Naturgewalten zerstören, und sie widerstehen vielen Arten von Säuren und ätzenden Chemikalien.

Ich habe Spalten und Rillen an den Fingernägeln. Selbst unter Nagellack sehen sie schlimm aus. Woher kommen sie, und wie werde ich sie wieder los?

Spalten in den Nägeln sind nicht ungewöhnlich und können ein allgemeines Krankheitsanzeichen sein. Eine einzelne Rille, die der Länge nach durch den Nagel verläuft, könnte auf eine Zyste oder Wucherung im Nagelbett zurückzuführen sein, während quer verlaufende Rillen auf einen Hautausschlag, wiederholte Nagelbettinfektionen, ständig nasse Fingernägel (zum Beispiel durch ständiges Abspülen oder Handwaschen) oder die Angewohnheit hinweisen, den Nagelfalz oder Nagelwall – die empfindliche Haut am Rand des Nagels – zurückzupulen. Längs verlaufende Rillen können sich aufgrund einer schlechten BlutVersorgung der Finger bilden, weshalb sie häufig bei älteren Menschen Vorkommen. Eine einzelne Querrille wird als Beau-Reil-Querfurche bezeichnet; man kann sie bekommen, wenn man eine Zeitlang wirklich krank oder gestresst war.

Da die Behandlung von der Art der Furchen abhängt, empfehle ich Ihnen, sie Ihrem Arzt zu zeigen, der Ihnen helfen wird herauszufinden, was genau Ihr Problem ist.

Mir jucken seit einiger Zeit ständig die Füße, vor allem zwischen den Zehen. Der Fußgeruch ist auch stärker als sonst, und die Haut sieht weißlich und schrumpelig aus, als hätte ich gerade stundenlang in der Badewanne gelegen. Was könnte das sein?

Ich vermute mal, dass Sie oft Turnschuhe tragen. Wahrscheinlich haben Sie einen Fußpilz, manchmal auch Athleten- oder Sportlerfuß genannt. Der Pilz befällt die Haut und lässt sie im Extremfall schwammig-rissig werden und stark jucken, wie Sie es beschreiben. Man holt ihn sich in Sportstudios, Turnhallen und Schwimmbädern, aber die Infektion ist nicht schlimm und leicht zu behandeln. Sie können sich in der Apotheke eine rezeptfreie Creme wie Lamisil besorgen. Es gibt auch Sprays und Puder, nehmen Sie einfach, was Ihnen am besten passt. Sie wären gut beraten, sich ein neues Paar Turnschuhe zu besorgen und zu Hause so viel wie möglich barfuß herumzulaufen. Das wird dazu beitragen, dass Ihre Füße richtig austrocknen und Sie keine Infektion mehr kriegen.

Ich habe wirklich starke Schuppen und kann überhaupt keine schwarzen Sachen mehr tragen. Kann ich mein Schuppenproblem irgendwie in den Griff kriegen?

Haarschuppen, bedingt durch das exzessive Abstoßen toter Haut, erfordern normalerweise keine ärztliche Behandlung, aber bei Ihnen scheint der Schuppenbefall massiv zu sein. Wenn Sie auch noch Rötungen und entzündete Stellen auf der Kopfhaut haben, könnten Sie an einem seborrhoischen Ekzem beziehungsweise einer seborrhoischen Dermatitis leiden und sollten Ihren Hausarzt aufsuchen. Zur Behandlung empfiehlt es sich, die Haare regelmäßig mit einem rezeptfreien Antischuppen-Shampoo zu waschen, das Ingredienzen wie Kohlenteer, Salicylsäure und Zink-Pyrithion (ein Antipilzmittel) enthält.

Wussten Sie, dass …
unser Zungenabdruck genauso einzigartig ist wie unser Fingerabdruck?

Meine Mutter hat immer zu mir gesagt, weiße Flecken auf den Nägeln seien ein Zeichen dafür, dass man nicht genügend Kalzium in seiner Ernährung hat. Ist da etwas dran?

Da ist eigentlich nichts dran, obwohl tatsächlich viele Menschen den Glauben Ihrer Mutter teilen. Meine übrigens auch! Auffallende weiße Flecken auf den Nägeln sind in den meisten Fällen durch kleine Verletzungen bedingt, die Sie erlitten, als sich der betreffende Teil des Nagels bildete. In der Regel ist dabei das Nagelbett beschädigt worden. Es kann eine Weile dauern, bis sie auftauchen, sodass der eigentliche Anlass längst vergessen ist.

Komplett weiße Nägel sind etwas anderes und können auf eine Mangelernährung oder eine Lebererkrankung hinweisen, was man am besten durch seinen Hausarzt untersuchen lassen sollte – mit Kalzium aber hat auch das nichts zu tun.

Wachsen die Nägel alle mit der gleichen Geschwindigkeit? Ich bin mir sicher, dass ich einige Nägel öfter schneiden muss als andere.

Wussten Sie, dass …
es mindestens fünf Arten von Rezeptoren in der Haut gibt, die auf Schmerzen und Berührungen reagieren?

Sie wachsen nicht alle mit der gleichen Geschwindigkeit. Fingernägel wachsen fast viermal so schnell wie Fußnägel. Wenn Sie bemerkt haben, dass Sie Ihre Fingernägel viel öfter schneiden müssen als Ihre Fußnägel, bilden Sie sich jedenfalls nichts ein. Aber es geht noch weiter. Der am schnellsten wachsende Nagel ist der des Mittelfingers. Und der Nagel am Mittelfinger Ihrer bevorzugten Hand wächst am allerschnellsten. Warum, das wissen wir nicht genau. Es könnte daran liegen, dass dieser Nagel sich mit größter Wahrscheinlichkeit am schnellsten abnutzt. Was wir allerdings wissen, ist, dass das Nagelwachstum mit der Fingerlänge korreliert: Die Nägel der längsten Finger wachsen am schnellsten und die der kürzesten am langsamsten.

Ich habe eine extrem empfindliche Haut: Wenn ich mich kratze oder auch nur ganz leicht irgendwo anstoße, bilden sich auf meiner Haut rote Quaddeln und Streifen. Woher kommt das?

Was Sie beschreiben, klingt nach einem klassischen Fall von *Dermographismus* oder Hautschrift. Dabei handelt es sich um eine Überreaktion der Haut auf Druck, der zu einem lokal begrenzten Befall mit Nesseln *(Urtikaria)* an der Stelle führt, an der Sie sich gekratzt oder gestoßen haben. In sehr schweren Fällen kann diese Krankheit wirklich belastend sein. Sie kann sich in jedem Alter entwickeln und kommt bei Frauen wesentlich häufiger vor als bei Männern. Vermutlich haben Sie festgestellt, dass sich die roten Quaddeln binnen weniger Minuten bilden, aber mehrere Stunden oder sogar Tage brauchen, um wieder zu verschwinden.

Wussten Sie, dass …
im menschlichen Körper jede Minute 300 Millionen Zellen absterben? Gleichwohl ist dies nur ein kleiner Bruchteil der Zellen, die wir insgesamt in unserem Körper haben und die auf 10 bis 50 Billionen geschätzt werden.

Eine dauerhafte Heilung gibt es nicht. Sie könnten es jedoch mit Antihistamintabletten versuchen, die bei regelmäßiger Einnahme die Schwere der Reaktion vermindern sollten.

Manche Menschen, die an Dermographismus leiden, haben die Krankheit dazu benutzt, ihren Körper in lebende Kunstwerke zu verwandeln, indem sie mit leichter Hand Muster und Zeichnungen auf ihre Haut strichen, die sich dann in Form der roten Erhebungen zeigten. Es gibt sogar Menschen, die sich seitenweise religiöse Texte auf ihre Körper geschrieben haben.

Warum habe ich haufenweise harte kleine Pickel auf der Rückseite meiner Arme? Nicht wenige meiner Schulfreunde haben sie auch. Wie werden wir die wieder los?

Dabei handelt es sich um einen sehr verbreiteten Gendefekt der Haarfollikel namens Reibeisenhaut oder follikuläre Keratose (medizinisch *Keratosis pilaris* oder *Keratosis follicularis* genannt). Am häufigsten zeigt sich die Reibeisenhaut an der Vorder- und Rückseite der Oberarme, sie kann aber auch an den Schenkeln, Oberschenkeln, Händen, an den Seiten zwischen Hüfte und Rippen oder am Gesäß auftreten – eigentlich an jedem Körperteil außer den Handflächen und Fußsohlen.

Dieser Defekt ist überraschend häufig, weshalb ihn auch einige Ihrer Freunde haben; man schätzt, dass rund 40 Prozent der Erwachsenen und 50 bis 80 Prozent der Heranwachsenden von ihm betroffen sind. Er kommt zudem bei Männern öfter vor als bei Frauen und verschlimmert sich bei trockener Kälte.

Reibeisenhaut entsteht durch eine übermäßige Produktion von Hornstoff *(Keratin)*, der die Haarfollikel in dem betroffenen Bereich umgibt und einschließt. Dadurch bilden sich harte Pfropfen, aus denen die Hornkegel entstehen, die Sie fühlen können. Diese können auch ein aufgerolltes eingewachsenes Haar enthalten.

Leider lässt sich follikuläre Keratose nicht heilen, aber es gibt eine Reihe von Behandlungsmöglichkeiten. Dazu gehören Cremes mit Vitamin-A-Derivaten, Adapalen, Benzoylperoxid und Triamcinolon. Alle diese Mittel können das Erscheinungsbild und die Beschaffenheit Ihrer Haut verbessern, doch sollten Sie wissen, dass sich die Reibeisenhaut in ihrem vollen ursprünglichen Umfang wieder einstellt, wenn Sie die Behandlung abbrechen.

Auch Peelings, starke Feuchtigkeitscremes, Alpha-Hydroxy-Säuren und Harnstoff können Ihnen vielleicht helfen.

7. Magen, Darm und Gesäß

Kann man von Stress ein Magengeschwür bekommen?

Früher glaubten die Ärzte, ein Magengeschwür sei die Folge von zu viel Stress oder zu kräftig gewürztem Essen oder beidem. Durch nobelpreisgekrönte Forschungen wurde jedoch der wahre Schuldige gefunden, ein Bakterium namens *Helicobacter pylori.* Dieser spiralförmige Organismus gedeiht in hochgradig saurer Umgebung und verursacht über 90 Prozent aller Geschwüre im Magen-Darm-Trakt. Er verübt sein zerstörerisches Werk, indem er die schützende Schleimschicht auf der Innenseite des Magens und des Zwölffingerdarms, die uns normalerweise vor der zersetzenden Magensäure schützt, in Mitleidenschaft zieht. Wenn sie durch die Bakterien geschwächt wurde, ist diese Schutzschicht wirkungslos, sodass die Säure zu der unter ihr liegenden empfindlichen Schicht durchdringt. Zwar wissen wir noch nicht, wie sich Menschen überhaupt mit H. pylori infizieren, doch vermuten die Forscher, dass die Ansteckung über den direkten Kontakt zwischen Menschen erfolgt, und zwar durch infizierten Speichel, Erbrochenes oder Fäkalien, die mit den Händen, mit Nahrungsmitteln oder mit Wasser in Berührung kommen.

Der Zusammenhang mit Stress ist allerdings nicht völlig außer Acht zu lassen: Stress kann die Produktion der Magensäure und ihren Säuregrad erhöhen und dadurch die Schäden verschlimmern.

Nicht jedes Magengeschwür wird freilich auf diese Weise verursacht. Bestimmte Medikamente, etwa nicht-steroidale Entzündungshemmer (abgekürzt NSAID) wie Ibuprofen und Aspirin, können ähnliche Folgen haben, das heißt die Magenschleimhaut angreifen und die Wahrscheinlichkeit für die Bildung eines Geschwürs vergrößern. In sehr viel selteneren Fällen können Krebsgeschwülste im Magen oder der Bauchspeicheldrüse Geschwüre auslösen.

Mich juckt es so stark am Gesäß, dass ich noch wahnsinnig werde. Ich habe es mit Hämorrhoidensalben versucht, die mir verschiedene Ärzte empfohlen haben, aber die helfen mir anscheinend nicht. Gibt es noch irgendetwas anderes, was ich probieren kann?

Dies ist ein viel alltäglicheres Problem, als Sie vielleicht meinen, vor allem bei Menschen, die viel sitzen, beispielsweise Lkw- und Taxifahrern. Der Grund, warum das Jucken überhaupt nicht mehr aufzuhören scheint, hat mit etwas zu tun, das wir als »Juckreiz-Kreislauf« bezeichnen: Sie kratzen sich am Hintern, weil es dort juckt, verursachen damit aber kleine Risse in der Haut. In diesen kann es zu äußerlichen Entzündungen und Infektionen kommen, die den Juckreiz weiter verstärken. Sie kratzen sich von neuem, und der Kreislauf setzt sich fort. Um ihn zu durchbrechen, ist es wichtig, jede etwaige Infektion mit Hilfe von antibiotischen Tabletten oder einer Hautreinigungscreme zu behandeln.

Vermeiden Sie Zusätze für die Badewanne wie Schaumbäder und tupfen Sie Ihren Allerwertesten trocken, statt ihn kräftig mit einem Handtuch abzurubbeln.

Und bedenken Sie, dass es auch noch andere Gründe für ein juckendes Gesäß geben kann, Madenwürmer etwa, die eine häufige Ursache vor allem für nächtliches Jucken darstellen. Wenn Sie kleine Kinder haben, dann könnten Sie sich die Würmer von ihnen geholt haben. Sie lassen sich aber leicht mit rezeptfreien Mitteln bekämpfen.

Wussten Sie, dass …
der Dickdarm sieben bis zehn Zentimeter Durchmesser hat? Der Dickdarm ist in sechs Abschnitte unterteilt, die als Blinddarm *(Caecum)*, aufsteigender Teil *(Colon ascendens)*, Querdarm beziehungsweise Quercolon *(Colon transversum)*, absteigender Teil *(Colon descendens)*, s-förmig verlaufender Teil *(Colon sigmoideum)* und Mastdarm *(Rectum)* bezeichnet werden. Nahrung kann zwischen 18 Stunden und zwei Tagen im Dickdarm bleiben.

Mein Mann leidet unter Analfissuren und hat furchtbare Schmerzen. Wir möchten gerne wissen, wie man dieses Problem behandelt.

Fissuren sind kleine Risse im Gewebe an der Öffnung des Anus. Sie können sehr schmerzhaft sein und stechende Schmerzen beim Stuhlgang verursachen. Die Behandlung besteht darin, eine Verstopfung zu verhindern, weil in diesem Fall die Anstrengung, zu defäkieren und den Darm von einem großen, harten Stuhl zu entleeren, zusätzliche Probleme schafft. Kurzzeitig kann man auf Abführmittel zurückgreifen, um der Fissur die Möglichkeit zu geben, zu verheilen. Die einzige andere medizinische Behandlung besteht in bestimmten Arten von lokal anzuwendenden Zäpfchen oder Salben, die helfen, die Gesäßmuskeln zu entspannen und den Heilungsprozess zu unterstützen. In hartnäckigeren Fällen empfiehlt sich womöglich eine Operation.

Muss ich mir Sorgen machen, wenn ich im Durchschnitt nur einmal in der Woche ein großes Geschäft mache? Das war bei mir schon immer so.

Es gibt keine »normalen« Stuhlganggewohnheiten. Die meisten Menschen defäkieren zwischen dreimal am Tag und zweimal in der Woche. Wenn Sie schon immer diesen Rhythmus hatten, dann ist das eindeutig normal für Sie. Jedwede Veränderung Ihrer Stuhlganggewohnheiten sollte jedoch grundsätzlich ärztlich untersucht werden. Eines der Symptome für einen Darmkrebs ist ein diesbezüglich veränderter Rhythmus, bei dem sich Phasen der Verstopfung und des Durchfalls abwechseln.

Bei mir wurde vor rund drei Wochen Pfeiffer'sches Drüsenfieber festgestellt. Inzwischen fühle ich mich wieder wohl und möchte wieder Rugby spielen. Ich habe aber schon mehrmals gehört, dass das gefährlich sein könnte, wenn die Milz vergrößert ist. Muss ich mir darüber Gedanken machen und mich durchleuchten lassen oder so?

Das ist eine sehr vernünftige Frage. Die Milz liegt verborgen im linken Oberbauch, wo sie von den Rippen geschützt wird. Bei einem Anfall von Drüsenfieber kann sie sich vergrößern und unter dem linken Rippenbogen herausragen. Dann ist sie durch einen Stoß oder Aufprall in dieser Gegend leicht verletzbar.

Sie müssen sich jedoch in keiner Weise durchleuchten lassen, um herauszufinden, ob Ihre Milz vergrößert ist. Ihr Arzt kann dies problemlos feststellen. Wenn sich Ihre Milz nicht ertasten lässt, dann war sie entweder nie vergrößert oder hat schon wieder zu einer normaleren Größe zurückgefunden. Wenn Ihr Arzt Ihre Milz ertasten kann, dann sollten Sie kein Rugby spielen, bis sie sich wieder zurückgebildet hat.

Ich habe in letzter Zeit fürchterliche Blähungen, die so stark sind, dass ich sogar nachts von ihnen aufwache. Da ich mich gesund ernähre, mit viel Gemüse und Vollkornprodukten, frage ich mich, ob das ein Alarmsignal für ein ernsthafteres Problem sein könnte?

Blähungen sind ein häufiges Symptom und können schwer zu behandeln sein. Als allgemeiner Grundsatz gilt: Solange es keine Veränderung im Rhythmus Ihres Stuhlgangs gibt und Sie weder Schmerzen noch übermäßigen Schleim, noch Blutungen am After haben, ist es unwahrscheinlich, dass Ihr Problem eine ernsthafte Ursache hat. Die meisten Menschen machen die Erfahrung, dass Gerichte, die sonst nicht auf ihrem Speiseplan stehen, gerne einmal verstärkte Blähungen auslösen. Dies liegt daran, dass die Bakterien in unseren Gedärmen daran gewöhnt sind, mit allem zurechtzukommen, was wir regelmäßig essen, aber gewisse Schwierigkeiten haben, etwas zu verarbeiten, das sie nicht kennen. Die Blähungen, die Sie erleben, entstehen durch das Einwirken der Bakterien auf unverdauten Darminhalt. Die Menge und die Art der Gase, die im Darm produziert werden, steht damit in unmittelbarem Zusammenhang mit der Ausgewogenheit Ihrer Nahrung. Ein Weg, den unangenehmen Geruch der Blähungen abzuschwächen, besteht darin, den Fleischanteil Ihrer Ernährung zu verringern.

Es könnte sein, dass Sie eine leichte Form des Reizdarmsyndroms (RDS) beziehungsweise irritabilen Darmsyndroms (IDS) haben, einer sehr verbreiteten Krankheit, die Blähungen, Völlegefühl/Aufgeblähtsein, krampfartige Unterleibsschmerzen und wechselnde Stuhlganggewohnheiten hervorruft. Ihr Arzt kann Ihnen hierzu Näheres sagen.

Wussten Sie, dass …
der Verdauungstrakt insgesamt rund acht Meter lang ist? Seine Muskeln ziehen sich wellenförmig zusammen, um das Essen die Speiseröhre hinunterzubefördern, was bedeutet, dass es auch dann in Ihren Magen gelangen kann, wenn Sie auf dem Kopf stehen.

Manchmal hilft auch ein krampflösendes Mittel wie Pfefferminzöl, Mebeverin oder Alverin.

Ich habe chronisches Sodbrennen, das immer schlimmer wird. Mein Hausarzt hat mir Tabletten dagegen verschrieben, aber es kommt immer wieder, wenn ich sie absetze.

Sodbrennen lässt an Übergewichtige und gestresste Geschäftsleute denken, aber Stress ist nicht unbedingt die

Ursache. Die meisten von uns werden schon einmal Sodbrennen gehabt haben, vielleicht nach einem scharfen Curry. Manche Menschen haben gelegentlich einmal Symptome, oft in Verbindung mit bestimmten Speisen, während andere regelmäßige Anfälle von Sodbrennen haben, die ihr alltägliches Leben beeinträchtigen.

Bei Ihnen hört es sich so an, als hätten Sie eine gastroösophageale Refluxkrankheit oder Refluxösophagitis, wie sie am häufigsten Raucher, Schwangere, starke Trinker, Übergewichtige und allgemein Menschen zwischen 35 und 64 betrifft. Sie besteht darin, dass Ihre Magensäure nach oben in die Speiseröhre austritt oder zurückfließt (Reflux). Es kommt zu einer Entzündung, wenn zu viel Säure mit der Schleimhaut der unteren Speiseröhre in Berührung bleibt und diese reizt.

Sie könnten auch einen Zwerchfellbruch (Hiatushernie) haben, bei dem ein Teil des Magens durch das Zwerchfell in den unteren Brustbereich eindringt. Dies kann einen Reflux auslösen, für den Sodbrennen das geläufigste Symptom ist.

Wussten Sie, dass …
Sie Mund, Speiseröhre, Magen, Dünndarm, Dickdarm, Gallenblase, Bauchspeicheldrüse und Leber in funktionsfähigem Zustand brauchen, nur um ein Glas Milch zu verdauen?

Wenn Sie schwere oder untypische Symptome haben, müssen Sie sich wahrscheinlich untersuchen lassen, um die Diagnose zu bestätigen und andere Ursachen wie etwa Herz- oder Muskelschmerzen auszuschließen. Eine gebräuchliche Untersuchungsmethode ist die Magenspiegelung, bei der ein dünnes, elastisches Teleskop durch die Speiseröhre in den Magen geschoben wird. Auf diese Weise kann der

Arzt in Ihren Magen schauen und feststellen, ob es dort Säure oder ein Geschwür gibt. Ihr Hausarzt kann dies für Sie veranlassen.

Hören Sie auf zu rauchen, meiden Sie alle Nahrungsmittel, die das Problem zu verschlimmern scheinen, und nehmen Sie Tabletten immer zusammen mit einem Glas Wasser ein, um sicherzustellen, dass sie ganz in den Magen gelangen. Abends sollten Tabletten eine Stunde vor dem Zubettgehen genommen werden, wenn nicht anders verordnet.

Scharfe und stark gewürzte Speisen zu meiden und regelmäßig relativ kleine Portionen zu essen, kann ebenfalls von Nutzen sein.

Ein weiterer nützlicher Hinweis wäre, das Kopfende Ihres Betts um 10 bis 15 Zentimeter zu erhöhen, damit die Schwerkraft die Magensäure vom Magen wegfließen lässt und verhindert, dass sie in die Speiseröhre läuft und die Ihnen bekannten Schmerzen verursacht.

Vermeiden Sie es, sich beim Stuhlgang, Urinieren und Heben von Gewichten anzustrengen, und meiden Sie zu enge Kleidung. Wenn Sie zusammengekrümmt sitzen oder enge Gürtel tragen, üben Sie zusätzlichen Druck auf den Magen aus und verschlimmern jeden Reflux, also vermeiden Sie nach Möglichkeit auch dies.

Warum bin ich immer so aufgebläht?

Blähsucht oder Meteorismus im Zusammenspiel mit Veränderungen im Rhythmus Ihres Stuhlgangs ist eine Symptomatik, die auf einen Reizdarm hindeutet. Jeder

Fünfte leidet früher oder später einmal unter dieser extrem verbreiteten Störung. Ihre genauen Ursachen sind unbekannt, Stress und psychologische Faktoren könnten jedoch eine erhebliche Rolle spielen.

Wenn Sie keine bestimmten Lebensmittelunverträglichkeiten haben, dann werden Ihnen womöglich schon ein paar einfache Ernährungstipps helfen. Sofern Ihr hauptsächliches Symptom in einem Gefühl des Aufgeblähtseins besteht, sollten Sie nicht zu viele Ballaststoffe zu sich nehmen. Gegen zeitweiligen Durchfall hilft Loperamid, gegen Magenkrämpfe Mebeverin oder Pro-Banthin (Propanthelin-Bromid).

Wir wissen, dass Nahrungsmittelunverträglichkeiten wie eine Laktoseintoleranz bei einer kleinen Zahl von Reizdarmsyndrom-Patienten eine Rolle spielen. Nicht jeder mit einem Reizdarmsyndrom wird jedoch eine Nahrungsmittelintoleranz haben und nicht jeder mit einer Nahrungsmittelintoleranz ein Reizdarmsyndrom. Versuchen Sie, bestimmte Lebensmittelgruppen, die Sie mit einer Verschlechterung Ihrer Symptome in Verbindung bringen, von Ihrem Speiseplan zu streichen. Die wahrscheinlichsten Auslöser sind Weizen- und Milchprodukte. Versuchen Sie zuerst, zwei Wochen lang keine Milchprodukte zu konsumieren – wenn sich die Blähsucht legt, dann wissen Sie, womit Sie vorsichtig sein müssen. Wenn nicht, dann können Sie Milcherzeugnisse wieder in Ihren Speiseplan aufnehmen, streichen dafür aber zwei Wochen lang alle Weizenprodukte. Führen Sie für ein paar Wochen ein Ernährungstagebuch, in dem Sie alles notieren, was Sie essen und trinken und wann Sie das tun, und zusätzlich festhalten, wenn Sie sich aufgebläht fühlen und darunter leiden. Nach Ablauf zweier Wochen können Sie Ihre Aufzeichnungen durchsehen und schauen, ob sich ein Muster erkennen lässt.

Wie heilt man ein Reizdarmsyndrom am besten? Wie sollte man sich damit am besten ernähren?

Gegenwärtig gibt es keine Heilung für ein Reizdarmsyndrom. Es gibt aber Mittel und Wege, um es unter Kontrolle zu bringen. Diagnostiziert wird es, indem man sich Ihre Krankengeschichte ansieht und andere mögliche Ursachen ausschließt. Wenn der Befund für gestörte Stuhlganggewohnheiten (Durchfall, Verstopfung, häufigerer oder seltener Stuhlgang), intermittierende kolikartige Bauchschmerzen, Blähsucht und Blähungen negativ ist, dann lautet die wahrscheinliche Diagnose RDS. Für dieses Syndrom gibt es keinen zuverlässigen Test, sodass man sich auf die Verlaufsgeschichte der Beschwerden stützen muss. Die mit einem RDS verbundenen Schmerzen werden wahrscheinlich durch Krämpfe im Darm ausgelöst, obwohl vermutlich verschiedene Faktoren eine Rolle spielen. Manche Betroffenen stellen fest, dass Stress ihre Symptome verschlimmert. Manche betroffenen Frauen stellen fest, dass die Symptome zu bestimmten Zeiten ihres Menstruationszyklus schlimmer sind. Da sowohl Verstopfung als auch Durchfall zu-

Wussten Sie, dass …
der Mensch im Durchschnitt 14-mal täglich einen fahrenlässt? Vielleicht halten Sie sich ja für zu fein, um zu rülpsen, aber auch das tut jeder von uns mindestens einige Male am Tag.

sammen mit einem RDS vorkommen können, mag es helfen, die Verstopfung mit Quellstoffen und ballaststoffreicher Kost zu behandeln, doch finden manche Patienten, dass sie sich durch Ballaststoffe noch aufgeblähter und unwohler fühlen.

Die Symptome eines Reizdarmsyndroms lassen sich medikamentös lindern, wofür man in der Regel ein krampflösendes Mittel (Spasmolytikum oder Antispasmodikum) wie Mebeverin, Dicyclomin (in Deutschland nicht erhältlich), Pfefferminzöl oder Alverin verschreibt.

8. Ernährung und Fitness

Warum sollte man Schalentiere nur in Monaten mit einem »r« essen?

Viele von uns essen gern Schalentiere, dazu gehören Austern, Jakobs- und Miesmuscheln. Aber es ist allgemein bekannt, dass man unglaublich krank werden kann, hat man eine schlechte Portion erwischt. In gewissem Maße stimmt die Regel, dass man Muscheln nur in Monaten mit »r« essen sollte, was mit der Ernährungsweise von Schalentieren zusammenhängt. Dinoflagellaten gehören zur Familie der Einzeller, die zahlreich in Meeresgewässern vorkommen. Sie schwimmen nahe der Oberfläche und stellen für Muscheln die Hauptnahrung dar. Manchmal nehmen diese Dinoflagellaten giftige Alkaloide, Saxitoxine, auf. Da diese Toxine vermehrt in den Monaten Mai, Juni, Juli und August auftreten, ist es wahrscheinlich, dass sie sich im Verdauungstrakt der Muscheln angesammelt haben, die zu dieser Zeit gefangen werden. Diese Giftstoffe gelangen dann auch in Ihren Körper, wenn Sie Schalentiere essen. Sobald eine Muschel giftig ist, nützt auch kein Kochen mehr, um ihre Bakterien zu töten. Vorsichtsmaßnahmen bei der kommerziellen Zucht und Ernte von Muscheln sorgen dafür, dass man sie das ganze Jahr über essen kann. Sind also die Muscheln, die Sie verzehren, auf Bänken gezüchtet und geerntet worden und sind sie frisch, sollte nichts gegen den Verzehr sprechen.

Sind Möhren tatsächlich gut für die Augen?

Ja und nein. Möhren werden Ihr Sehvermögen nicht verbessern, wenn Sie von vornherein nicht sehr gut sehen können. Würde ein blinder Mensch sich ausschließlich von Möhren ernähren, würde er auch nichts sehen können. Aber die Vitamine, die sich in Karotten befinden, können zur allgemeinen Gesundheit der Augen beitragen. Möhren enthalten Betacarotin, ein Stoff, den der Körper in Vitamin A umwandelt, was für die Gesundheit der Augen wichtig ist; Vitamin-A-Mangel kann Blindheit hervorrufen. Isst man jedoch zu viele Karotten, wird die Haut orangefarben.

Wussten Sie, dass …
in Deutschland fast die Hälfte der Männer und ein Drittel der Frauen übergewichtig sind? Die Anzahl der Übergewichtigen weltweit (1 Milliarde) hat die Anzahl der Menschen, die nicht genügend zu essen haben (800 Millionen), erstmals überholt.

Möhren enthalten außerdem Lutein, ein Antioxidans. Forschungen zufolge reichern luteinreiche Nahrungsmittel die Pigmente in dem Gelben Fleck, der gelben ovalen Region in der Nähe der Netzhaut, an. Je größer die Pigmentdichte im Gelben Fleck, desto besser wird die Netzhaut geschützt, und desto geringer ist das Risiko, dass sich der Gelbe Fleck zurückbildet.

Ein Zusammenhang zwischen Möhren und gutem Sehvermögen, insbesondere Nachtsichtvermögen, wurde im Zweiten Weltkrieg hergestellt, als die Royal Air Force die Geschichte verbreitete, dass ihre Piloten über gute Nachtsicht verfügten, was sie Karotten zu verdanken hätten. Tatsächlich war das Propaganda, um zu verbergen, dass die Royal Air Force Radargeräte verwendete, um nachts Bomber der Luftwaffe zu orten.

Warum riecht der Urin, wenn man Spargel gegessen hat?

Diese Frage sorgt schon seit langem für wissenschaftliche Auseinandersetzungen und Amüsement beim Abendessen. Es gibt verschiedene Denkansätze: Möglicherweise unterscheidet sich die Art und Weise, wie Menschen Spargel verdauen: Sie scheiden die geruchsintensiven Spaltprodukte aus oder nicht. Außerdem hat man herausgefunden, dass nicht alle von uns die relevanten Komponenten riechen können. Zugegeben – die Wissenschaftler streiten sich noch immer darum, ob wir alle die Chemikalien produzieren, die für den Geruch von Urin nach einem Spargelessen sorgen, oder nicht. Aber es scheint festzustehen, dass, während viele Menschen diese Chemikalien hervorbringen, nicht alle sie riechen können, weil ihnen die dafür nötigen Sinneszellen in der Nase fehlen.

Der durchdringende Geruch wird höchstwahrscheinlich durch schwefelhaltige Moleküle hervorgerufen. Dazu gehört Spargelsäure, die es nur in Spargel gibt. Sie kommt am meisten in jungen Pflanzen vor; daher ist der Geruch am deutlichsten, wenn man weißen jungen Spargel isst. Ein weiterer verdächtiger Bestandteil ist Methylmercaptan, eine Chemikalie, die sich auch in dem Sekret findet, das Stinktiere absondern. Einer Theorie zufolge zersetzt sich Spargel im Körper schnell, und ein Enzym gibt Methylmercaptan frei, das schließlich durch die Nieren transportiert und als Abfallprodukt im Urin ausgeschieden wird. Eine andere Erklärung sind chemische Stoffe namens Thioester. Mir scheint, die beste Antwort, die ich Ihnen geben kann, lautet: Wir wissen es nicht.

Glauben Sie es oder nicht, aber es gibt wirklich Studien, die diese Kuriosität untersucht haben: 40 bis 50 Prozent aller Testpersonen haben diesen besonderen Urin-Geruch. Aber die übrigen konnten den Schwefelgeruch nach Spargelgenuss nicht wahrnehmen. Die Studien legten auch nahe, dass die Gene sowohl für das Entstehen des wohlriechenden Urins als auch für die Fähigkeit, den Geruch wahrzunehmen, verantwortlich sind. Man braucht ein bestimmtes Gen, um die Chemikalien, die sich im Spargel befinden, in ihre geruchsintensiven Bestandteile zersetzen zu können. Und nur diejenigen, die über das richtige Gen verfügen, können auch das Ergebnis dieses chemischen Prozesses wahrnehmen.

Wusssten Sie, dass …
ein normaler Mensch über 25 bis 35 Milliarden Fettzellen verfügt? Diese Zahl kann bei übermäßiger Gewichtszunahme auf 100 bis 150 Milliarden ansteigen.

Ist es wahr, dass frisches Obst und Gemüse gesünder sind als das aus der Tiefkühltruhe oder aus Dosen?

Das kommt darauf an. Obst und Gemüse, die sich schon seit einer Woche im Kühlschrank befinden, werden wahrscheinlich schon einige Vitamine eingebüßt haben – wie dies auch in kochendem Wasser geschieht. In diesem Fall hat »frisch« nicht denselben Nährwert wie frisch Eingefrorenes oder in Dosen konserviertes Obst und Gemüse. Dasselbe gilt, wenn Sie Früchte oder Gemüse aufgeschnitten auf dem Tisch für länger als 20 Minuten liegen lassen. An der Luft können sie einige Vitamine verlieren. Allgemein gesagt enthalten gefrorenes oder konserviertes Obst und Gemüse genauso viele Vitamine wie frisches.

Welches Fleisch sorgt für einen stärkeren Anstieg von Cholesterin: Rind, Geflügel oder Meeresfrüchte?

Es hängt nicht nur von der Menge des Cholesterins, das sich in einem Lebensmittel befindet, ab, wie Ihr Cholesterinspiegel ansteigt. Wichtig ist außerdem, welche Sorte Fett im Nahrungsmittel enthalten ist und wie dieses Fett sich auf den Cholesterinspiegel auswirkt. Beispielsweise wirken sich gesättigte Fettsäuren deutlicher auf Ihren Cholesterinspiegel aus als das Cholesterin, das sich im Nahrungsmittel befindet. Ist also das Fleisch mager und gut geschnitten, könnte es weniger gesättigte Fettsäuren, die zum Anstieg des Cholesterinspiegels führen, enthalten als ein Hühnerbein (dunkles Fleisch) mit Haut. Einige Meeresfrüchte, wie beispielsweise Garnelen, haben zwar einen hohen Cholesterinwert, enthalten aber gleichzeitig mehrfach ungesättigte Fettsäuren, die helfen können, Blutfette zu mindern, und damit gut für das Herz sind.

Mir wurde gesagt, man solle früh zu Abend und nie später als 20 Uhr essen, weil das dick mache. Stimmt das?

Nein, da ist gar nichts dran. Die verrückte Theorie hinter diesem Diätmärchen ist, dass die Prozesse im Körper nachts langsamer ablaufen und man daher leichter dick wird. Aber es gibt wenig Beweise dafür; es handelt sich um nichts weiter als ein Gerücht. Dasselbe gilt für die Regel: »Keine Kohlenhydrate mehr nach 20 Uhr.« Eine Kalorie ist eine Kalorie, egal, wann man sie zu sich nimmt. Direkt vor dem Schlafengehen eine große Mahlzeit zu essen, ist dennoch keine gute Idee, weil es Verdauungsstörungen und Schlafstörungen hervorrufen kann. Aber es ist viel wichtiger, wie viele Kalorien Sie innerhalb von 24 Stunden aufnehmen und wie viele sie davon im Laufe eines Tages verbrennen, als zu welcher Tageszeit Sie eine Kleinigkeit oder eine ganze Mahlzeit essen. Allerdings trifft es zu, dass Personen, die spätabends essen, dazu tendieren, fetthaltigere Speisen und größere Portionen zu essen, insbesondere, wenn sie die Mahlzeit vor dem Fernseher zu sich nehmen. Machen Sie das regelmäßig, werden Sie sicherlich an Gewicht zunehmen.

Warum brauchen wir am Tag acht Gläser Wasser?

Der eine »Rat« zum Thema Gesundheit, den ich am häufigsten in Zeitungen und Zeitschriften sehe, ist, dass wir uns täglich zwei Liter Wasser beziehungsweise acht

Gläser von dem Zeug hineinkippen sollen. Allerdings stimmt das einfach nicht. Es ist ein hervorragender Trick, uns einfach sehr viel Wasser in Flaschen zu verkaufen. Fragen Sie Nierenspezialisten, die sich mit genau diesem Thema beschäftigen, und sie werden Ihnen sagen, dass wir circa 24 Milliliter Flüssigkeit pro Kilogramm Körpergewicht am Tag brauchen. Nehmen wir mehr auf, scheiden wir es einfach wieder aus. Es ist unnötig, den ganzen Tag mit einer Flasche Wasser herumzurennen, weil auch andere Flüssigkeiten wie Tee, Kaffee und Säfte ebenso wie Wasser in Nahrungsmitteln zum Wasserhaushalt beitragen.

Wussten Sie, dass …
einige Kaffees, die in den beliebten »To-go«-Café-Ketten mit Vollmilch zubereitet werden, fast 400 Kalorien enthalten? Das sind mehr als 15 Prozent der (für Männer) empfohlenen täglichen Aufnahmemenge. Ein verlängerter Espresso ohne Milch enthält im Gegensatz dazu nur 17 Kalorien und ein Cappuccino mit entrahmter Milch nur circa 30.

Gibt es bestimmte Nahrungsmittel, die helfen, Krebs zu verhindern?

Trotz vieler Berichte, dass eine fettarme Ernährung und viel Bewegung Krebs möglicherweise verhindern können, sind viele Krebsarten eine Frage des Alters. Das heißt, dass die Wahrscheinlichkeit, an Krebs zu erkranken, mit dem Alter zunimmt. Sich gesund zu ernähren und Sport zu treiben, fördern natürlich die generelle Verfassung, und es gibt Nahrungsmittel, die wirkungsvolle Antioxidantien enthalten, die helfen können, die Zellschäden und Folgen von Karzinogenen zu reduzieren. Aber sie sollten nicht als Heiliger Gral der

Krebsprävention angesehen werden. Dazu gehören noch viele andere Faktoren.

Viele Diäten sehen vor, auf Kohlenhydrate zu verzichten, wenn man abnehmen will. Ist das sinnvoll?

Glaubt man der Website der britischen Behörde für Nahrungsmittelsicherheit eatwell.gov.uk, tragen stärkehaltige Nahrungsmittel nur dann zur Gewichtszunahme bei, wenn richtiges Fett, also Sahne oder Margarine, zu der Mahlzeit hinzugefügt wird. Gramm für Gramm enthalten stärkehaltige Nahrungsmittel weniger als halb so viel Kalorien wie Fette. Sie sollten idealerweise ein Drittel der normalen Nahrung ausmachen und, wenn möglich, aus Vollkornprodukten bestehen, um zusätzliche Nährstoffe und Ballaststoffe aufzunehmen. Die Marotte, keine Kohlenhydrate zu sich zu nehmen, stammt aus der Atkins-Diät, einer Methode, um abzunehmen, die sich als nicht nachhaltig erwiesen hat.

Ich bin 19 Jahre alt und sehr unglücklich über mein Gewicht. Ich schaffe es einfach nicht, eine Diät durchzuhalten oder regelmäßig Sport zu machen. Gleichgültig, wie viel ich esse, ich scheine nie abzunehmen. Was soll ich tun?

Abzunehmen ist kein Geheimnis. Ganz einfach: Sie müssen Ihrem Körper weniger Kalorien zufügen oder andere Nahrungsmittel essen und mehr Kalorien durch

Bewegung verbrennen. Wenn Sie das tun, werden Sie Ergebnisse sehen. Diese ganzen komischen Diäten können Sie vergessen. Sorgen Sie dafür, dass Ihre Diät gesund und ausgewogen ist und wenig Fett, aber sehr viel Obst und Gemüse enthält. Sie müssen Ihr Leben jetzt, solange Sie noch jung sind, ändern, damit das für den Rest Ihres Lebens zur Gewohnheit wird. Gehen Sie in ein Fitness-Studio und holen Sie sich dort Rat, gehen Sie außerdem zu Ihrem Arzt und lassen Sie sich Ernährungstipps geben. Außerdem kann er durch eine Untersuchung sicherstellen, dass keine unterschwelligen medizinischen Probleme dafür verantwortlich sind, dass Sie so leicht zunehmen. Fangen Sie jetzt an – dann werden Sie die Veränderungen schnell sehen und sich viel besser fühlen.

Wussten Sie, dass ...
Frauen in allen Altersgruppen mehr zu Fettleibigkeit neigen als Männer? Babys von adipösen Frauen haben ein erhöhtes Risiko, an Asthma zu erkranken.

Schaden Diät-Cola-Getränke den Knochen?

Wissenschaftlichen Ergebnissen zufolge erhöht ein regelmäßiger Cola-Konsum, auch von Diät-Colas, das Risiko bei Frauen, später an Osteoporose zu erkranken, weil das Getränk schlecht für die Knochen ist. Das liegt höchstwahrscheinlich daran, dass die hohe Konzentration von enthaltener Phosphorsäure die Knochenbildung behindert. Im normalen Alterungsprozess

Wussten Sie, dass ...
Fettleibigkeit und Übergewicht ein großes Risiko für chronische Krankheiten bedeuten, darunter Typ-2-Diabetes, Herz-Kreislauf- Erkrankungen, Bluthochdruck, Gehirnschlag sowie bestimmte Krebsformen?

verlieren Knochen Kalzium schneller, als es erneuert werden kann, was dazu führt, dass die Knochendichte verringert wird. Das Ergebnis ist, dass die Knochen mit der Zeit an Stärke verlieren und brüchiger werden. Die National Osteoporosis Society empfiehlt, den Konsum von Sprudel zu reduzieren, um die Knochen kräftig zu halten. Nicht nur Phosphorsäure kann Knochen schwächen, sondern auch zu viel Koffein beeinflusst den Kalzium-Haushalt im Körper.

Nehmen Männer schneller ab als Frauen?

Eine 16 Monate dauernde Studie untersuchte die Effekte, die Sport bei Männern und Frauen hat, die abnehmen wollten und wöchentlich ein identisches Bewegungsprogramm ableisteten. Die Ergebnisse zeigten, dass im Durchschnitt die Männer 5 Kilogramm abnahmen, während das Programm bei den Frauen zu keinerlei Gewichtsreduktion führte. Ungerecht, oder? Wie kam das zustande? Einer Theorie zufolge ist es evolutionär begründet, dass Frauen schlechter abnehmen, damit sie über ausreichend Körperfett verfügen, um ihren Nachwuchs stillen zu können. Folglich sind Frauen viel energieeffizienter und verlieren weniger Gewicht. Tut mir leid, meine Damen.

Hilft viel Wasser zu trinken beim Abnehmen?

Das könnte sein – vorausgesetzt, dass das Wasser kalt ist. Wenn man mindestens acht Gläser eiskaltes Wasser am

Tag trinkt, kann es helfen abzunehmen. Nicht nur hilft Wasser, den Appetit zu zügeln, weil der Magen das Gefühl hat, voller zu sein, sondern auch, weil es die Köpertemperatur senkt, was den Metabolismus anregt, um die Temperatur wieder ansteigen zu lassen. Wenn man nicht genügend trinkt, können die Nieren ihre Funktion nicht ordentlich ausüben. Es führt dazu, dass die Leber in hohem Maße ihre Tätigkeit übernimmt. Das bedeutet, dass sie nicht so sehr damit beschäftigt ist, Fett zu verbrennen, das, anstatt in Energie umgewandelt zu werden, in Ihrem Körper gespeichert wird. Ein guter Flüssigkeitshaushalt sorgt dafür, dass die Leber sich darauf konzentrieren kann, Fette zu verbrennen.

Meine Freundin riet mir, meine Mahlzeiten mit Zitronensaft zu würzen, weil er das Fett auflöst. Stimmt das?

Auch wenn der Saft eine gute Vitamin-C-Quelle darstellt, wird er nicht das Fett in fetthaltigen Nahrungsmitteln zersetzen. Jedoch kann er Ihre Zähne auflösen, weil der Saft hochätzend ist. Es gibt keinen anderen Weg, Fett aus Nahrungsmitteln zu entfernen, als es selbst herauszulösen oder bestimmte Medikamente zu nehmen, die die Fettaufnahme im Verdauungstrakt unterbinden.

Obwohl ich nie frühstücke, habe ich ein Gewichtsproblem – und ich werde dicker! Warum?

Zahlreichen Wissenschaftlern zufolge nehmen Menschen, die nicht frühstücken, leichter zu. Eine Studie, die 35 000 Erwachsene hinsichtlich ihrer Lebensweise und Gewichtszunahme untersuchte, zeigte, dass Menschen, die das Frühstück ausfallen lassen, 2,2-mal mehr zu Übergewicht tendieren. Tatsächlich stellt Nicht-Frühstücken den höchsten Risikofaktor für Übergewicht und Adipositas dar. Eine Studie der Harvard Medical School bei 6000 Männern ergab, dass das Risiko zuzunehmen bei denjenigen, die nicht aufs Frühstück verzichteten, um ein Viertel geringer war.

Weniger Fett in Nahrungsmitteln bedeutet weniger Kalorien, oder?

Es ist ein weitverbreiteter Irrglaube, dass Nahrungsmittel, die wenig beziehungsweise kein Fett haben, auch weniger Kalorien haben. Im Gegenteil: Viele industriell verarbeitete fettreduzierte oder -freie Lebensmittel haben genauso viele, manchmal sogar noch mehr, Kalorien als normale Nahrungsmittel. Das liegt daran, dass sie mehr Zucker und andere kalorienreiche Zusätze beinhalten, um den Geschmack oder die Textur zu verbessern. (Beides kann sich bei der Verarbeitung zum Negativen verändern, wenn Fett entfernt wird.) Wenn Sie abnehmen wollen, müssen Sie auch bei fettreduzierten Lebensmitteln auf die Kalorienangaben achten.

Ich habe gehört, dass, wenn man Sellerie isst, es mehr Kalorien verbraucht, als das Gemüse selbst hat. Gibt es wirklich solche Fette verbrennenden Nahrungsmittel, oder ist das ein Märchen?

Wissenschaftlich konnten Behauptungen, dass Sellerie und andere Nahrungsmittel Fett »verbrennen«, nicht belegt werden. Kein Nahrungsmittel ist in der Lage, Fett zu »verbrennen«, und Sie sind dem Sellerie-Märchen aufgesessen. Einige Lebensmittel, die Koffein enthalten, können kurzfristig Ihren Metabolismus ankurbeln, aber sie sorgen nicht für eine Gewichtsabnahme. Wenn Sie abnehmen wollen, sollten Sie weniger Kalorien aufnehmen und mehr durch Bewegung verbrennen.

Wussten Sie, dass …
Fettleibigkeit die Wahrscheinlichkeit erhöht, an Arthrose zu erkranken? Der Grund dafür ist die zusätzliche Belastung, die das überschüssige Gewicht auf die Gelenkknorpel ausübt.

Um abzunehmen, möchte ich ins Fitness-Studio gehen. Mein Trainer rät mir, Gewichte zu heben. Aber werde ich dann nicht unförmig?

Viele Frauen scheuen sich, Gewichte zu heben, aus Angst davor, dass sich ihre Figur verändert. Aber regelmäßiges Gewichteheben, Liegestütze und Bauchmuskeltraining können beim Abnehmen helfen. Je fitter und gestärkter Ihre Muskeln sind, desto effizienter werden sie Kalorien sogar im Ruhezustand verbrennen. Zwei- oder dreimal in der Woche zu trainieren, wird Sie nicht zu einem Muskelprotz machen. Sehr starke Muskeln entstehen nur bei intensivem Krafttraining und entsprechender Veranlagung.

Woran liegt es, dass ich nach einer Bikini-Diät immer noch mehr zunehme?

Zu schnell zu stark abzunehmen kann schlimme Folgen haben. Zunächst nimmt man ab, aber dann stellt sich der Metabolismus auf die geringere Kalorienzufuhr ein, sodass der Körper mit weniger Energie funktioniert. Das bedeutet, dass fast jede Kalorie, die Sie aufnehmen, als Fett gespeichert wird. Deshalb nehmen Menschen, die durch Diäten sehr viel Gewicht verloren haben, extrem zu, sobald sie wieder anfangen, normal zu essen. Wenn die Kalorienzufuhr zu sehr reduziert wird, geht hauptsächlich Wasser verloren, und der Körper beginnt, Muskeleiweiß als Energiequelle anzuzapfen, was den Metabolismus wiederum weiter verlangsamt.

Ich glaube nicht, dass es meine Schuld ist, dass ich zu dick bin. Es liegt an den Genen, stimmt's?

Jüngere Studien haben ergeben, dass in der Tat unsere Gene Übergewicht beeinflussen können. Menschen, die eine bestimmte Version des Gens FTO haben, leiden mit 70-prozentiger Wahrscheinlichkeit häufiger unter Übergewicht als diejenigen, die das Gen nicht geerbt haben. Außerdem gibt es noch sieben andere DNS-Abschnitte, die das Körpergewicht beeinflussen. Jedoch sind von diesen sieben erkannten Regionen fünf im Gehirn aktiv. Das impliziert, dass die Gene nicht nur Einfluss auf das Übergewicht, auf den individuellen Metabolismus, sondern auf das Verhalten nehmen. Möglicherweise haben

Top 10 der giftigen Nahrungsmittel im täglichen Gebrauch

1. Kugelfisch

Es ist allgemein bekannt: Er ist das zweitgiftigste Wirbeltier der Welt, dennoch gelten einige Teile als Delikatessen. Das Gift des Fisches, Tetrodotoxin, kann Benommenheit, hohen Blutdruck und Muskellähmung hervorrufen, die zum Tod führen kann, weil auch die Atemmuskulatur außer Gefecht gesetzt wird. Interessanterweise ist es dem Kaiser von Japan nicht gestattet, Kugelfisch zu essen.

2. Maniok

In der Karibik, Südamerika und Afrika stellt Maniok das Grundnahrungsmittel für Millionen dar. Dennoch hängen sein Geschmack und Geruch von der Menge extrem giftiger zyanogener Glukoside ab, die er enthält. Wenn Maniok nicht richtig zubereitet wird, enthält er hohe Dosen an Zyanogenen, die tödlich sein können, da der Stoff irreversible Lähmungen hervorruft.

Maniok wird zu Mehl vermahlen, aus dem Tapioka gemacht wird. Das tödliche Zyanogen wird abgebaut, wenn das Mehl für fünf Stunden im Schatten gelagert wird.

3. Pilze

Es sind 38 000 Pilzarten bekannt, aber nur recht wenige, immerhin nur 5 Prozent, sind giftig. Eines der gefährlichsten Gifte in Pilzen ist Alpha-Amanitin, das extreme Leberschäden verursacht.

4. Chilischoten

Jeder hat schon mal eine oder zwei Chilischoten gegessen – entweder waren sie teuflisch scharf oder mild, aber beide enthalten eine Chemikalie namens Capsaicin.

Dieser Stoff sorgt fur die Schärfe. Isst man genügend Capsaicin, führt das zum Tod. Die Chemikalie ist so ätzend, dass man sie zum Abbeizen und im Pfefferspray, das von der Polizei eingesetzt wird, nutzt. Sehr scharfe Chilis können tatsächlich bei der Zubereitung zu Hautverbrennungen führen.

5. Cashewkerne

Fälschlicherweise als Nuss bezeichnet, sind Cashews eigentlich Samen, die in einer muschelförmigen Hülle an einer Frucht wachsen. Rohe Cashews gibt es kaum zu kaufen, denn sie enthalten Urushiol, das auch in giftigem Efeu vorkommt und ähnliche Symptome hervorruft. Isst man große Mengen, kann dies zum Tod führen. Zwar kommen Vergiftungen selten vor, aber die Arbeiter, die die Hülle von dem Kern entfernen, leiden manchmal unter Nebenwirkungen. In Südamerika wird die Frucht des Cashewbaums gegessen und das, was wir essen, weggeworfen.

6. Kartoffeln

Die meisten Gärtner werden das wissen, die breite Bevölkerung allerdings weniger: Kartoffeln sind tatsächlich giftig. Sowohl der Stängel und die Blätter der Pflanze als auch die Kartoffel an sich enthalten Gift. Ihre grünliche Farbe im Rohzustand basiert auf Glykolalkaloiden, die in der Vergangenheit zu Todesfällen geführt haben. Dieser Tod tritt nicht plötzlich ein, sondern schleichend. Zunächst äußert sich die Vergiftung in einer sich verschlimmernden Schwäche und schließlich im Koma. Vermeiden Sie grüne Pflanzenteile, und kochen Sie die Kartoffeln gut durch.

7. Mandeln

Wie Cashewkerne sind Mandeln ebenfalls Samen. Werden sie nicht auf irgendeine Weise Hitze ausgesetzt, sind sie ebenfalls giftig. Im

Allgemeinen müssen besonders Bittermandeln erhitzt werden, um ihr Gift, Zyanid oder Blausäure, auszuscheiden. In vielen Ländern ist es verboten, Bittermandeln zu verkaufen, ohne zuvor die Giftstoffe zu entfernen.

8. Kirschen

Das mag viele überraschen. Kirschen können roh gegessen, gekocht oder gebacken werden, sie werden herzhaft oder süß zubereitet. Aber trotz ihrer Erscheinung und Vielseitigkeit sind sie giftig. Kaut man einen Kern, gelangt mit großer Wahrscheinlichkeit Zyanid in den Körper, da die Steine automatisch Zyanwasserstoff produzieren, wenn sie zerkleinert werden. Eine schwache Vergiftung zeigt sich in Kopfschmerzen, Schwindel, Verwirrtheit, Angstzuständen und Übelkeit, während höhere Dosen zu Atemnot, erhöhtem Blutdruck und Herzrasen sowie Nierenversagen führen können. Andere Symptome sind Koma, Krämpfe und Tod durch Atemstillstand.

9. Äpfel

Wie viele andere beliebte Obstsorten auch enthalten Äpfel in der Tat geringe Mengen Zyanid. Es befindet sich nicht in der Frucht an sich, sondern in den Kernen. Isst man alle Kerne eines Apfels, stirbt man nicht, aber es ist auf keinen Fall zu empfehlen.

10. Tomaten

Tatsächlich sind Tomaten giftig. Sowohl die Stängel als auch die Blätter enthalten Glykolalkaloide, eine Chemikalie, die Magenprobleme und Nervosität hervorruft. Höhere Dosen finden sich in wilden Tomaten, aber auch die gezüchteten Sorten enthalten diesen Stoff, der so stark wirkt, dass er zur Schädlingsbekämpfung eingesetzt wird.

Sie ein Gen, das Ihren Appetit verstärkt. In diesem Fall können wir nicht einfach die DNS dafür verantwortlich machen, dass Sie breite Hüften haben. Es gibt keine biologischen Faktoren, die uns daran hindern abzunehmen, wenn wir weniger Kalorien zu uns nehmen und ins Fitness-Studio gehen. Das fällt Personen mit bestimmtem genetischen Profil wohl schwerer als anderen, aber kein Gen zwingt uns dazu, noch eine zweite Portion zu essen.

Wussten Sie, dass …
Fettleibigkeit im Kindes- und Jugendlichenalter mit erhöhter Gefahr, unter emotionalen Problemen zu leiden, verbunden ist? Teenager mit Übergewicht tendieren dazu, ein geringeres Selbstwertgefühl zu haben und in ihrer Altersgruppe weniger beliebt zu sein.

Auf dem Markt gibt es »Flex«-Produkte, die mit schwachem elektrischem Strom den Muskeltonus verbessern. Ist es gefährlich, diese Geräte zu benutzen, und funktionieren die eigentlich?

Diese Produkte nutzen elektrischen Strom, um Ihre Muskeln dazu zu bringen, zu kontrahieren. Sie sind unbedenklich und funktionieren genauso wie die Geräte zur Neurostimulation in der Schmerztherapie oder bei Entbindungen. Die Stromstärke ist dabei sehr gering. Es gibt keine Belege dafür, dass der Strom irgendeine negative Auswirkung hat. Allerdings sind diese Geräte kein Ersatz für körperliche Bewegung, weil bei ihr die Muskelstimulation um ein Vielfaches höher und effektiver ist, als wenn die Muskeln passiv angeregt werden. Diese Maschinen erhöhen weder die Herzrate noch die Atemfrequenz und beeinflussen daher auch die Herz-Kreislauf-Gesundheit nicht, was genau der Aspekt von Sport ist, der Ihnen am meisten guttut.

Wie kann ich den Körper am besten entgiften?

Der Begriff »entgiften« verfolgt mich wie ein Fluch. Er steht für eine Industrie, die Milliarden umsetzt, dafür sorgt, dass auf Verpackungen und in Magazinen so viel Pseudowissenschaftliches geschrieben steht, sodass Entgiftung zu einem etablierten Begriff wurde. Allerdings hat er weder eine Bedeutung noch einen wissenschaftlichen Sinn. Entgiftung oder »detox« ist ein unglaublich erfolgreicher Marketing-Gag, der dafür sorgt, dass prinzipiell vernunftbegabte Männer und Frauen riesige Summen Geld für Darmreinigungen und Post-Party-Reinigungs-Rituale ausgeben, die etwa so effektiv sind, wie einen Föhn aus dem Fenster zu halten.

Es gibt keine »Entgiftung«. Ihr Körper ist mit einigen erstaunlich effizienten Organen ausgestattet, die dafür sorgen, dass die meisten schädlichen Dinge aus dem Körper entfernt werden: die Leber und die Nieren. Wenn Menschen so viele Giftstoffe im Körper ansammeln würden, wie uns die Entgiftungs-Industrie glauben machen möchte, dann wäre die Menschheit schon vor Jahren ausgestorben.

Nachdem Sie ein wenig über die Stränge geschlagen haben, braucht Ihr Körper nichts weiter als ein wenig Bewegung und ausreichend Flüssigkeit, um wieder in die Spur zu kommen. Alles andere (auch Darmspülungen) ist Zeit- und Geldverschwendung.

Was genau sind probiotische, »nützliche« Bakterien, für die immer so viel Werbung gemacht wird? Helfen sie uns wirklich, oder ist das nur Werbung?

Die reibungslose Verdauung hängt davon ob, ob sich eine bestimmte Anzahl und Arten von verschiedenen Bakterien in Ihren Verdauungsorganen befinden, die helfen, Nahrungsmittel zu zersetzen. Antibiotika, Alkohol, Stress, Schadstoffe und industriell verarbeitete Lebensmittel können die Anzahl dieser »nützlichen« Bakterien reduzieren. Die Theorie besagt, dass Sie sie mit probiotischen Bakterien ersetzen sollten.

Wussten Sie, dass ...
das größte Organ außer der Haut der Dünndarm ist? Er ist tatsächlich viermal länger, als ein normaler Erwachsener groß ist. Wäre der Dünndarm nicht auf besondere Art um sich selbst geschlungen, würde er nicht in die Bauchhöhle hineinpassen.

Normale probiotische Bakterien umfassen verschiedene Arten, darunter Bifidobacterium und Lactobacillus. Sie wurden eingehend erforscht, und die Wissenschaftsbehörde der US-Regierung für ergänzende und alternative Medizin sowie die American Society for Microbiology sind zu dem Schluss gekommen, dass diese Bakterien zur Behandlung von Durchfall, Infektionen der Harnwege oder des weiblichen Genitaltrakts, von Reizdarm und einigen Darminfektionen beitragen können.

Eine im *Canadian Medical Association Journal* veröffentlichte Analyse von sechs Studien, die an 836 Kindern durchgeführt wurden, zeigte, dass die Kinder, die neben den Antibiotika auch probiotische Bakterien zu sich genommen hatten, weitaus weniger unter Durchfall litten als diejenigen, die ausschließlich die Antibiotika genommen hatten.

Das Problem besteht in der Qualität der erhältlichen probiotischen Produkte. Untersuchungen zufolge enthalten die Hälfte der im Handel befindlichen Produkte entweder nicht die richtigen Bakterien oder zu wenige davon, um einen Effekt zu erzielen.

Früher gab es eine alte Form der Behandlung, die bei Patienten angewandt wurde, die im Krankenhaus aufgrund von starken Antibiotika unter einer bestimmten Art Diarrhö litten: Sie bekamen einen Einlauf. Auch wenn es sich schlimm anhört, ist die Idee dahinter recht brillant: Aufgrund ihrer Behandlung mit Antibiotika hatten die Patienten all ihre normalen Bazillen verloren, was den Diarrhö-Erregern genügend Raum gab. Werden durch einen Einlauf im Darm alle Erreger getilgt, nisten sich die nützlichen Bazillen wieder im Darm ein und nehmen daher mit den bösartigen Erregern den Kampf auf – und vernichten sie. Das ist bestechend einfach und unglaublich effektiv, auch wenn das die Patienten nicht immer einsehen wollten!

Ich habe eine Milchzuckerunverträglichkeit entwickelt. Ist die einzige Lösung, auf Milch zu verzichten? Sollte ich es mit Desensibilisierung versuchen? Wenn ich nur eine geringe Menge Milch trinke, passiert nichts.

Wenn Sie unter einer Laktoseintoleranz leiden, dann hilft im Moment nichts anderes, als Milch und Milchprodukte zu vermeiden. Wenn Sie sich streng circa ein Jahr lang daran halten und keine Probleme damit haben, kann es sich lohnen, langsam wieder mit Milchprodukten anzufangen. Die Unverträglichkeit kann irgendwann wieder verschwinden und muss nicht Ihr ganzes Leben lang andauern.

Im Moment ist es allerdings am besten, ganz auf Milchprodukte zu verzichten.

Wenn die Idee hinter rhythmischer Gymnastik oder Aerobic ist, den Herzschlag für eine bestimmte Zeit lang zu beschleunigen, warum kann man nicht durch viel Kaffee denselben Effekt erreichen? Warum ist es gut, wenn Sport den Herzschlag erhöht, aber schlecht, wenn das durch Kaffeetrinken geschieht?

Na, Sie sind ja wohl ganz schlau, was? Das Problem ist, dass Sie sich ausschließlich auf die Teile konzentrieren, nicht auf das Ganze. Die Kernidee hinter Aerobic ist nicht nur, das Herz dazu zu bringen, schneller zu schlagen, sondern den ganzen Komplex aus Herz, Lunge, Muskeln, Blut und Blutgefäßen bei maximalem Leistungsvermögen zum Laufen zu bringen. Auch wenn die Herzfrequenz häufig während einer Trainingseinheit gemessen wird, ist das kein guter Anhaltspunkt darüber, wie sehr Sie sich anstrengen. Dazu müsste man den Sauerstoffverbrauch messen.

Wussten Sie, dass …
die Haut 12 bis 16 Prozent des Körpergewichts ausmacht?

Ihren Herzschlag allein durch Kaffeetrinken zu beschleunigen, hat nicht im Entferntesten denselben Effekt, sondern kann Ihren Blutdruck erhöhen, Herzrhythmusstörungen und andere unschöne Dinge hervorrufen.

Sie könnten eine ähnliche Frage stellen: Geht es einer Person mit Übergewicht nicht besser, wenn sie viele Kilos abgenommen hat, als einem dünnen Menschen, weil die dicke Person jahrelang unfreiwillig Gewichte, nämlich ihr Körperfett, mit sich herumgetragen hat? Aber das stimmt ebenso wenig, weil, während Fettleibigkeit steigt, die Aktivität sinkt. Fettleibige Menschen tragen vielleicht viel mehr Gewicht mit sich herum als Normalgewichtige, aber sie bewegen sich auch viel weniger.

Daher fürchte ich, Sie müssen sich zum Turnverein bewegen, nicht ins Café.

Hat Spinat tatsächlich so viel Eisen, wie Popeye und meine Mutter behaupten?

Wegen Popeye glaubt jeder, dass Spinat sehr viel Eisen enthält. Aber das ist ein Märchen, das auf einem Tippfehler basiert, durch den eine Kommastelle verrutscht war. Deshalb galt der Eisengehalt von Spinat als 10-mal höher als bei anderen grünen Blattgemüsen, was nicht zutrifft. Der Erfinder von Popeye hatte diese Fehlmeldung gelesen und sich entschlossen, sie in dem Comic zu verwenden, so blieb sie 60 Jahre lang im Bewusstsein der Öffentlichkeit.

Im Gegenteil: Spinat hat einen Nachteil. Auch wenn sein Eisen- und Kalziumgehalt hoch sind, können die Stoffe so gut wie gar nicht vom Körper aufgenommen werden, weil das Gemüse auch Oxalsäure enthält, die

Kalzium und Eisen bindet und die Absorption durch den Körper verhindert. Wenn Spinat auch eine gute Quelle für Vitamin A, Vitamin E, Betacarotin und zahlreiche lebenswichtige Antioxidantien ist, gilt dies nicht für Eisen.

Es bringt nichts, sich allein auf ein Nahrungsmittel als Quelle für einen einzelnen Nährstoff zu verlassen. Stattdessen ist es viel sinnvoller, sich ausgewogen zu ernähren.

Nach dem Training gehe ich gern ins Dampfbad und in die Sauna. Aber ich frage mich immer: Bringt das etwas? Was genau sind die Vorteile der Sauna, oder schade ich meinem Körper sogar?

In Wahrheit wissen wir es nicht. Die wenigen Untersuchungen, die es darüber gibt, sind zu sehr unterschiedlichen Ergebnissen gekommen. Eine Studie aus den USA stellte fest, dass recht wenige plötzliche Todesfälle während oder nach einem Saunagang eingetreten sind, während eine Untersuchung aus Finnland darlegt, dass zwischen 1970 und 1986 fast alle (221 von 228) Todesfälle durch Hyperthermie in Saunas verursacht wurden. Dabei sollte man erwähnen, dass es sich bei den meisten der überhitzten Toten um Männer im mittleren Alter handelte, die unter Alkoholeinfluss standen.

Wussten Sie, dass …

Sie 200 Muskeln bewegen, um einen einzigen Schritt zu machen? Angesichts der Tatsache, dass die meisten von uns circa 10 000 Schritte am Tag machen, ist das viel Arbeit für die Muskeln.

Saunagänge können Menschen mit chronischer Herzinsuffizienz, Asthma oder chronischer Bronchitis helfen. Bei Patienten mit Arthritis mindern sie die Schmerzen und fördern die Beweglichkeit, außerdem stärken sie die Abwehrkräfte gegen Schnupfen. Darüber hinaus verbessern sie den Zustand bei Lungenödemen und senken anscheinend den Blutdruck. Allerdings sind Saunabesuche während Risikoschwangerschaften zu vermeiden, ebenso wie bei verschiedenen Herzerkrankungen – außer chronischer Herzinsuffizienz.

Vielleicht ist der beste Rat, den ich Ihnen geben kann, dass, wenn Sie sich guter Gesundheit erfreuen, in die Sauna oder ins Dampfbad zu gehen Sie nicht töten wird und möglicherweise gegen Erkältungen hilft.

Sind synthetisch hergestellte Süßstoffe unbedenklich, oder verursachen sie Krebs?

In dieser hitzigen Debatte geht es hauptsächlich um Aspartam. Zahlreiche Studien haben eingehendere Untersuchungen empfohlen, da Aspartam mit Krankheiten wie Gehirntumor und bösartigen Tumoren des Lymphgewebes in Verbindung gebracht wird. Darüber hinaus gab es mutmaßliche Interessenkonflikte bei der Zulassung, die zusätzlich Öl ins Feuer gegossen haben.

Aspartam wird vom Körper in Asparaginsäure gespalten. Weil der Zusatzstoff Aspartam sehr zügig metabolisiert und aufgenommen wird, kann es schnell zu einem hohen Asparaginsäuregehalt im Blut kommen, was bei Aspartam natürlichen Ursprungs nicht geschieht.

Asparaginsäure gehört zu einer Gruppe von Chemikalien, die als »Excitotoxine« reagieren und die Gehirn- und Nervenzellen schädigen. In weiten Teilen des Gehirns durchbricht Asparaginsäure normalerweise nicht die Blut-Hirn-Schranke, aber bei hohem Excitotoxin-Niveau konnte (in Hunderten Tierversuchen) nachgewiesen werden, dass sie in Regionen des Hirns, die nicht durch die Blut-Hirn-Schranke geschützt sind, Schäden anrichten.

Einige Wissenschaftler sind der Meinung, dass Aspartam eine Wirkung auf die Produktion von Neurotransmittern haben könnte und dass schon ein leichter Anstieg von Aspartam im Blutplasma, wie es bereits bei einer normalen Einnahme passieren kann, möglicherweise negative Folgen bei längerem Gebrauch haben kann.

Ein Professor der Klinischen Psychiatrie begutachtete 166 Studien über Aspartam in von Experten geprüfter medizinischer Fachliteratur und fand heraus, dass 74 Studien von der Firma Nutrasweet finanziert worden waren, während 92 unabhängig waren. Alle Ergebnisse der von der Industrie finanzierten Untersuchungen kamen zu dem Schluss, dass Aspartam unbedenklich sei, während 92 Prozent der unabhängigen Forschung Aspartam als problematisch einstuften. Hm, was sagt uns das?

Es ist festgestellt worden, dass Beschwerden über Aspartam 75 Prozent aller Nebenwirkungen von Bestandteilen in Nahrungsmitteln ausmachen, und insgesamt wurden 92 verschiedene Symptome und gesundheitliche Veränderungen dokumentiert.

Im Jahr 1992 sprach die US Air Force ihren Piloten eine Warnung aus, vor dem Flug Getränke mit Aspartam zu konsumieren.

Das gibt einem schon zu denken, nicht?

Träumt man von Käse wirklich schlecht?

Fast alle Eltern machen sich schuldig, wenn sie ihren Kindern vor dem Zubettgehen verbieten, Käse zu essen, mit der Begründung, man würde dann schlecht träumen. Aber das ist wissenschaftlich keinesfalls bewiesen. Ganz im Gegenteil: Wissenschaftler haben festgestellt, dass Käse den Schlaf positiv beeinflussen kann. Freiwilligen Testpersonen wurde jeden Abend vor dem Schlafengehen 20 Gramm Käse verabreicht. Von ihnen erinnerten sich 70 Prozent an ihre Träume, es gab keinen einzigen Albtraum.

Auch wenn Käse keine Albträume hervorruft, kann die Art des Käses Träume beeinflussen: Stilton verursacht die verrücktesten Träume, Cheddar-Esser berichten vermehrt von Träumen über Promis, und melancholische Träume von alten Freunden und der Vergangenheit scheinen von Rotem Leicester hervorgerufen zu werden. Cheshire-Käse scheint den tiefsten Schlaf zu fördern, über die Hälfte der Probanden berichtete von einem völlig traumlosen Schlaf.

Wussten Sie, dass …
Zähne die einzigen Körperteile sind, die sich nicht selbst reparieren können? Die äußere Schicht des Zahns besteht aus Zahnschmelz, der kein lebendiges Gewebe ist und sich daher nicht erneuern kann.

Ich bin mir nicht sicher, woher diese Käse-Traum-Märchen herrühren. Die Figur Ebenezer Scrooge aus Charles

Dickens' Weihnachtsmärchen schiebt seine schlechten Träume auf einen »Krümel-Käse«, den er gegessen hat. In den 1950er-Jahren herrschte eine Gesundheitspanik, nach der Menschen, die ein bestimmtes Antidepressivum nahmen, bestimmte Käsesorten meiden sollten. Aber mehr habe ich auch nicht herausfinden können.

Was passiert eigentlich genau, wenn man beim Sport »Seitenstiche« hat?

Der Schmerz, den man bei Seitenstichen spürt, rührt sehr wahrscheinlich von Muskeln oder Bändern im Bauchraum her. Manche Menschen sind der Meinung, er basiere auf einem Muskelkrampf im Zwerchfell, es könnte aber auch an Krämpfen oder Spannungen der Bänder im Bereich des Zwerchfells beziehungsweise der Leber liegen. Jemand, der sich sehr intensiv mit dem Thema auseinandergesetzt hat, wies darauf hin, dass bei Sportlern, die beim Ausatmen den rechten Fuß aufsetzen, mehr Druck auf der rechten Körperhälfte lastet. Rechts befindet sich das Zwerchfell, und dadurch soll man leichter Seitenstiche bekommen.

Tief einatmen, kraftvoll ausatmen und besonders darauf achten, welchen Fuß man beim schnellen Laufen aufsetzt, kann helfen, Seitenstiche zu minimieren.

Als Kind habe ich immer die Kruste vom Brot liegen gelassen, obwohl meine Eltern behauptet haben, dass es das Gesündeste am Brot sei und ich sie essen solle. Aber Brot ist doch überall gleich, oder?

Sehr viele Kinder lassen ihre Brotkanten liegen, allerdings gibt es ein Krümelchen (Entschuldigung) Wahrheit in dem Rat Ihrer Eltern. Eine im Journal of Agricultural and Food Chemistry der American Chemical Society veröffentlichte Studie zeigte, dass Brotkrusten nicht nur hochkonzentriert sehr wirksame Antioxidantien beinhalten, die dabei helfen, das Risiko, an einigen Krebsarten zu erkranken, zu mindern. Außerdem enthält die Kante viele Ballaststoffe, die Darmkrebs Vorbeugen helfen.

Beim Backen verbindet sich der Kohlenstoff aus den Kohlenhydraten mit den Aminosäuren der Proteine, was dazu führt, dass sich die Oberfläche des Brotes braun färbt. Dieser Prozess wird Maillard-Reaktion genannt, nach Louis-Camille Maillard, der zu Beginn des 20. Jahrhunderts diese Reaktion entdeckte. Nun haben Wissenschaftler nachgewiesen, dass die Maillard-Reaktion viele der Antioxidantien, die in der Brotkruste zu finden sind, produziert. Eine ähnliche Studie aus Deutschland experimentierte mit einem normalen Sauerteigbrot. Bei der Analyse der Kruste, Krümeln aus dem Inneren des Brots und dem unverarbeiteten Mehl fand man heraus, dass die Menge an Pronyl-Lysin, einem wichtigen Antioxidans, in der Kruste 8-mal höher war als im Rest des Laibs. Interessanterweise konnte Pronyl-Lysin im Mehl überhaupt nicht nachgewiesen werden. Daher ist es vorteilhaft, die Kruste zu essen. Und wenn Sie selbst Kinder haben, sollten Sie sie dazu ermutigen!

Mein Cholesterinspiegel ist erhöht. Ich achte auf meine Ernährung, aber ich möchte gern wissen, was Sie von cholesterinsenkenden Zusatzstoffen halten. Funktioniert das?

Es gibt viele Untersuchungen, die sich mit diesen cholesterinsenkenden Nahrungsmittelzusätzen beschäftigen. Bei einigen wurde festgestellt, dass sie in der Tat funktionieren. Vielfach handelt es sich um natürliche Substanzen, die die Aufnahme von Cholesterin im Verdauungstraktreduzierenunddaherden Cholesterinspiegel im Blut senken.

Die tägliche Einnahme von 2 Gramm dieser Stoffe durch Margarine kann den durchschnittlichen LDL-Cholesterinspiegel zwischen 0,3–0,5 mmol/l senken und damit das Risiko von Herzerkrankungen um maximal 25 Prozent reduzieren.

Bedenken Sie aber bitte, dass der Cholesterinspiegel nur ein Aspekt von vielen ist. Es geht um die Art des Cholesterins (LDL ist schlecht, HDL ist gut) und andere Risikofaktoren, die Herz-Kreislauf-Erkrankungen hervorrufen, die für irgendeinen Cholesterinspiegel von Bedeutung sind. Auch wenn jemand einen sehr gesunden Lebensstil pflegt, kann der Cholesterinpegel so ungünstig hoch sein, verbunden mit einem derart erhöhten Risiko, dass etwas dagegen unternommen werden muss.

Gelegentlich ist es nötig, verschreibungspflichtige Medikamente einzunehmen, um das Cholesterin zu senken.

Warum macht mich Schokolade so glücklich? Wenn das nicht der Fall wäre, wäre ich nicht so dick!

Schokolade ist ein natürlicher Glücklichmacher, weil sie einen Stoff namens Phenylethylamin enthält, das zur Gruppe der Endorphine gehört. Sie stimulieren das Gehirn, rufen ein Glücksgefühl ebenso hervor wie einen Anstieg positiver Energie. Phenylethylamine sind ebenfalls in Käse und bestimmten Wurstsorten enthalten, doch leider sind sie keine sonderlich befriedigenden oder gesunden Alternativen zu Schokolade.

9. Medikamente und Drogen

Ich leide unter starkem Übergewicht und hatte bisher mit Diäten wenig Glück. Welche verschreibungspflichtigen Medikamente gibt es, die helfen können?

Glücklicherweise hat Diäthalten nichts mit Glück, sondern damit zu tun, dass man sich einen vernünftigen Ernährungsplan zusammenstellt und ihn einhält. Zurzeit gibt es ein wichtiges Medikament zur Behandlung von Übergewicht, das allerdings nur verschrieben wird, wenn bestimmte Kriterien erfüllt werden. Xenical funktioniert so, dass 30 Prozent des Fetts, das Sie aufnehmen, nicht resorbiert wird, indem es den Körper gleich wieder verlässt. Dies kann dabei helfen, eine Gewichtsreduktion anzuschieben, wenn Sie gleichzeitig gesund essen und Sport treiben. Allerdings weist der Arzneistoff unschöne Nebenwirkungen auf, wenn man sich nicht an eine vernünftige Diät hält: Wird Nahrung mit hohem Fettgehalt aufgenommen, treten Blähbauch, Blähungen oder gar unfreiwilliger Stuhlgang auf.

Können Sie mir etwas zu einer Tablette sagen, die bewirkt, dass man mit dem Rauchen aufhört?

Mit dem Rauchen aufzuhören kann wirklich schwerfallen, aber es ist die Mühe wert, weil Rauchen die größte vermeidbare Gefahr für Gesundheit und Ursache für einen vorzeitigen Tod darstellt. Raucher gehen ein doppelt so hohes Risiko ein, an Herzleiden zu erkranken, wie Nichtraucher. Der Arzneistoff Bupropion (oder Zyban) wurde als Antidepressivum entwickelt, hilft aber auch dabei, das Rauchen aufzugeben. Eine Woche bevor man aufhört, fängt man mit einer Tablette am Tag an und nimmt das Medikament zwei weitere Monate ein. Gleichzeitig können Nikotinpflaster oder -kaugummi eingesetzt werden. Die wichtigsten Nebenwirkungen des Wirkstoffs sind Schlafstörungen und ein trockener Mund. Bupropion kann Ihnen von Ihrem Hausarzt verschrieben werden. Ein weiteres Mittel ist Vareniclin, das in Europa unter dem Namen Champix vertrieben wird. Es setzt ebenfalls im Gehirn Prozesse in Gang, die Ihnen helfen, mit dem Rauchen aufzuhören. Vareniclin sollte eine oder zwei Wochen bevor Sie aufhören, eingenommen werden, und zwar zweimal täglich.

Wussten Sie, dass …
es über 4000 gesundheitsgefährdende Chemikalien in Zigaretten-, Zigarren- und Pfeifenrauch gibt? Viele von ihnen sind krebserregend.

Warum darf man keinen Alkohol trinken, wenn man Antibiotika nimmt?

Das ist eigentlich eine irrige Meinung. Trinkt man Alkohol, während man Antibiotika einnimmt, wird deren Wirkung in keiner Weise eingeschränkt. Es gibt nur zwei Antibiotika, die mit Alkohol reagieren und heftige Nebenwirkungen erzeugen: Metronidazol und Tinidazol. Trinken Sie während der Einnahme, bekommen Sie möglicherweise Hitzewallungen, Kopfschmerzen und Ihnen wird übel. Ein Glas Wein oder zwei wird nicht schaden, wenn Sie Penizillin einnehmen.

Könnten Sie bitte etwas über Viagra oder andere Tabletten wie Kamagra sagen? Wie sicher sind die? Kann stattdessen pflanzliches Viagra helfen?

Mittlerweile gehört Viagra zu den Kultdrogen, aber als es zuerst auf den Markt kam, löste es zahlreiche Kontroversen aus. Es wird bei Erektionsstörungen und bei vorzeitigem Samenerguss angewandt. Man nimmt es nur dann ein, wenn man Sex haben will. Viagra sorgt dafür, dass der Blutzustrom in den Penis erhöht wird.

Normalerweise entsteht eine Erektion, wenn ein Mann sexuell erregt ist, da die Arterien im Glied entspannen und sich vergrößern. Sobald sich diese Arterien ausdehnen, werden die Venen, die das Blut aus dem Penis heraustransportieren, zusammengedrückt. Damit wird der Blutstrom aus dem Penis verhindert und bewirkt eine Erektion. Wenn die Nerven und Blutgefäße, die an diesem Prozess beteiligt sind, nicht richtig funktionieren, treten Erektionsstörungen auf. Die Wirkung von Viagra ist innerhalb kurzer Zeit spürbar und hält bis zu vier Stunden an. Der vorherrschenden Meinung entgegen bekommen Sie eine Erektion nur dann, wenn Sie sexuell erregt sind, und sie dauert nicht ewig an.

Kamagra ist prinzipiell dieselbe Arznei, es handelt sich um eine Art Viagra-Kopie. Sie enthält genau dieselben Wirkstoffe. Allerdings ist es möglich, dass die Qualität und Dosierung der Stoffe in den einzelnen Tabletten variiert, weil jedes Unternehmen Kamagra herstellen kann. Ich würde mich für das echte Viagra auf Rezept entscheiden.

Pflanzliches Viagra kann ich nicht empfehlen. Erektionsstörungen sollten immer von einem Arzt behandelt werden, da es sich möglicherweise um ein Anzeichen eines ernsteren Problems wie Herzerkrankungen oder Diabetes handeln kann.

Ich bin 45 Jahre alt, männlich und leide unter Bluthochdruck, der mit Beta-Blockern behandelt wird. Mein Problem ist, dass ich jetzt impotent bin. Liegt das an meinen Tabletten?

Impotenz (erektile Dysfunktion oder Erektionsstörung) ist eine bekannte Nebenwirkung von Beta-Blockern, daher wäre es angebracht, Ihren Hausarzt zu bitten, ein anderes Medikament gegen Bluthochdruck zu verschreiben. Mit Ausnahme von »Thiaziddiuretika« kann die Wahrscheinlichkeit für sexuelle Schwierigkeiten auch durch andere Mittel verringert werden. Die meisten Ärzte (und Patienten) würden Erektionsstörungen als eine inakzeptable Nebenwirkung ansehen und verschreiben sehr gern andere Medikamente. Alternativen könnten für Sie Kalziumkanalblocker, ACE-Hemmer, Angiotensin-II-Rezeptorantagonisten und Alpha-Blocker sein.

Sind Zigarren besser als Zigaretten, oder sind sie genauso schädlich für die Gesundheit?

Viele Menschen geben das Rauchen auf, nur um dann mit Zigarren als Ersatz anzufangen. Es wird dabei argumentiert, dass man beim Zigarrenrauchen nicht inhaliere und daher nicht dieselben Gesundheitsrisiken eingehe. Allerdings trifft das nicht im Geringsten zu. Zigarren enthalten viel höhere Konzentrationen an Teer und Nikotin als Zigaretten. Das Zigarrenrauchen sorgt darüber hinaus mit größerer Wahrscheinlichkeit für Husten, Schleimabsonderungen und ein erhöhtes Risiko für Magen- und Zwölffingerdarmgeschwüre.

Außerdem ist es erwähnenswert, dass eine Zigarre über 20-mal so viel Rauch für Passivraucher produziert wie eine Zigarette. Das ist mehr als genug für eine ganze Familie! Die Quintessenz ist, dass die Sterberate von Zigarrenrauchern über 30 Prozent höher liegt als von Nichtrauchern. Angesichts solcher Statistiken ist es wirklich unwesentlich, ob Zigarren oder Zigaretten gesünder sind: Rauchen tötet. Mehr gibt es dazu nicht zu sagen.

Wussten Sie, dass …
weltweit ungefähr 1,3 Milliarden Menschen rauchen? Im Jahr 2015 sterben voraussichtlich 6,5 Millionen Menschen durch Zigaretten, und 2030 werden es 8,3 Millionen sein. Am stärksten wird die Zahl der Todesfälle in Ländern mit niedrigem und mittlerem Einkommen ansteigen. Wenn der aktuelle Trend anhält, wird Tabak im 21. Jahrhundert 1 Milliarde Menschen töten.

Kann man durch einen Drogentest rauschen, wenn man Mohn gegessen hat?

Das ist eine Frage, die häufig bei Abendessen unter Freunden diskutiert wird, aus Angst vor einem zufälligen Drogentest. Wir mögen vielleicht gegen Drogen sein, aber wir möchten, dass die Piloten, die uns befördern, nüchtern und sauber sind.

Zufällige Stichproben setzen normalerweise Urintests ein, die Antikörper nutzen, um die gesuchten Stoffe aufzuspüren. Im Fall eines Opiat-Tests sucht man nach Kodein und Morphinen im Urin, die zwei Bestandteile, in die Kokain im Körper zerfällt. Mohnsamen enthalten tatsächlich Kodein und Morphium, allerdings in einer sehr geringen Konzentration. Studien zeigen, dass eine Person bis zu 72 Stunden nach Konsum eines Mohn-Bagels noch positiv getestet werden kann. Viele dieser Tests sind extrem empfindlich und können kleine Mengen von etwa 300 Nanogramm (1 Nanogramm entspricht 1 Milliardstel Gramm) Kodein nachweisen. Daher: Ja, es kann vorkommen, dass Sie bei einer Drogenprobe positiv getestet werden, wenn Sie Mohnsamen gegessen haben.

Viele Menschen behaupten, dass Lippenbalsame Bestandteile enthalten, die spröde Lippen noch trockener machen, damit man sie weiterbenutzt und mehr kauft. Aber ich kann mir nicht vorstellen, dass die Hersteller damit durchkommen. Stimmt das?

Unglaublich, aber es stimmt zum Teil. Die Bestandteile von Lippenbalsam umfassen häufig Substanzen, die ein Kribbeln hervorrufen. Dazu gehören Salizylsäure, Phenol und Menthol. Diese Inhaltsstoffe werden üblicherweise verwandt, damit der Nutzer glaubt, etwas passiere, wenn er den Balsam aufträgt. Einige dieser Stoffe haben eine abschilfernde Eigenschaft, sorgen also dafür, dass die Haut an den Lippen pellt. Dies wiederum macht die Lippen dünner, sodass sie weniger gegen Umwelteinflüsse geschützt sind.

Folglich tragen die Konsumenten den Balsam immer wieder auf. Viele Menschen haben spröde Lippen, obwohl sie immer fleißig mehrmals täglich »medizinische« Lippenpflege benutzen.

Kampfer und Menthol sind für ihre beruhigende Wirkung bekannt und trocknen die Lippen aus. Das ist ein nötiger Schritt, um Lippenherpes auszutrocknen, aber nicht sinnvoll, um normale spröde Lippen zu behandeln. Die Hauptaufgabe von Phenol besteht darin, Bakterien abzutöten und Infektionen zu verhindern, und sollte nur in schwerwiegenden Fällen eingesetzt werden, keinesfalls aber täglich. Jedoch gefällt den Konsumenten häufig das angenehme Kribbeln, und sie wenden die Creme gewohnheitsmäßig an.

Würde ein Hautarzt Salizylsäure für trockene Lippen verschreiben? Das ist sehr unwahrscheinlich, da es sich um einen Peeling-Wirkstoff handelt. Sie würde daher bei Lippenherpes helfen, aber spröde Lippen brauchen einen Schmierstoff (wie Vaseline), kein Peeling.

Kann man einen Alkoholtest überlisten, indem man vor dem Pusten etwas isst?

Es ist ziemlich traurig, dass sich so viele Menschen Tricks überlegen, wie sie einen Alkoholtest überstehen, anstatt einfach nicht zu trinken, wenn sie Auto fahren. Bonbons, Mundspülungen und Zwiebeln haben bisher Alkoholtests nicht überlisten können. Essen Sie etwas, um den Geruch von Alkohol zu übertünchen, mag das vielleicht einen Menschen hinters Licht führen, nicht aber den Alkoholgehalt im Körper beziehungsweise im Atem verändern.

Produkte wie Mundspülungen können tatsächlich den Test in die Irre führen, indem sie die Testergebnisse wesentlich in die Höhe treiben. Zum Beispiel enthält Listerine 27 Prozent Alkohol und wird zu einem fälschlich hohen Testergebnis führen. Aufgrund dessen müssen bei vielen Geräten zwei Tests im Abstand von mindestens zwei Minuten durchgeführt werden. Nach dieser Zeitspanne hat sich der Alkohol aus den Mundspülungen verflüchtigt und sorgt dafür, dass der zweite Test nicht mehr mit dem ersten übereinstimmt, was einen erneuten Durchgang nötig macht.

Um Ihnen eine umfassende Antwort zu geben: Ja, es gibt Inhaltsstoffe, die tatsächlich den Alkoholgehalt im Blut bei Tests senken. Dazu gehören ein Beutel mit Aktivkohle im Mund, um den Alkoholdunst aufzunehmen, ein oxidierendes Gas (wie beispielsweise N_2O, Cl_2 oder O_3), das ein Gerät mit Brennstoffzellen täuschen kann, oder ein pflanzlicher Stoff, der einen Infrarot-Aufnahmedetektor stört. Glücklicherweise sind all diese Hilfsmittel unpraktisch im Gebrauch und schwer zu besorgen. Am besten, Sie trinken einfach nichts, okay?

Wussten Sie, dass …
jeden Tag 3000 Kinder ihre erste Zigarette rauchen?

Verschlimmern einige Sprays tatsächlich eine verstopfte Nase oder Schnupfen?

Ja. Nasensprays sorgen dafür, dass das Blut weniger stark in den Schleimhäuten zirkuliert, damit das Gewebe abschwillt und die Schleimproduktion verlangsamt wird. Wendet man jedoch diese abschwellenden Mittel häufig an, führt dies zu einer wiederholten und anhaltenden Verstopfung der Nase. (Zu diesen Medikamenten gehören beispielsweise Nasensprays mit Oxymetazolin, Phenylephrin und Xylometazolin, die die Blutgefäße der Nasenschleimhäute abschwellen lassen.) Dies geschieht normalerweise nach fünf bis sieben Tagen Anwendung. Eine Studie belegte, dass Benzalkoniumchlorid, das desinfizierend wirkt und häufig Bestandteil von Nasensprays ist, den Zustand verschlechtert. Ist dies der Fall, versuchen Patienten häufig, dagegen anzugehen, indem sie die Dosis und die Anwendungshäufigkeit erhöhen. Die Schwellung der Nasengänge, die auf dem beschriebenen Rückfall-Effekt basiert, kann schließlich zu einer Erkrankung namens Hyperplasie führen, bei der die Atemwege der Nase ständig verstopft sind und das Atmen unmöglich machen, bis die Verstopfung chirurgisch entfernt werden muss.

Man behandelt das, indem man das betreffende Nasenspray nicht mehr weiternimmt, indem man einfach »kalt« oder schleichend entzieht. Die Symptome der verstopften und laufenden Nase können häufig durch ein verschreibungspflichtiges Nasenspray mit Steroiden gelindert werden, das man zweimal täglich einige Wochen lang anwendet. Bei sehr schwerwiegenden Fällen kann es nötig sein, Steroide als Tabletten einzunehmen. Orale Medikamente gegen eine verstopfte Nase wie Pseudoephedrin können auch dabei unterstützend wirken, wenn man das rezeptfrei erhältliche Nasenspray absetzt.

Wussten Sie, dass …
Menschen stündlich circa 600 000 Hautpartikel verlieren und dass die äußeren Hautzellen alle 27 Tage neu entstehen? Ihre Haut von letztem Monat befindet sich wahrscheinlich noch als »Staub« in Ihrer Wohnung.

Warum werden Grapefruits auf den Beipackzetteln von Medikamenten häufig in der Liste der Dinge genannt, die man nicht mit dem Mittel einnehmen soll?

Grapefruitsaft und die Frucht an sich beinhalten einen chemischen Stoff (von dem noch nicht ganz feststeht, um was es sich dabei handelt), die ein Enzym, CYP3A4, binden, das im Darm vorkommt. Dieses Enzym dient dazu, Medikamente in ihre Bestandteile zu zerlegen. Nimmt man Grapefruitsaft zu sich, wird er an diese Chemikalie gebunden und verhindert, dass der Arzneistoff wirkt. Das bedeutet bei Patienten, die bestimmte Medikamente nehmen, dass das Mittel nicht verstoffwechselt wird und sich zu hohen Dosen im Körper anreichert. Ein einzelnes Glas Grapefruitsaft vermindert die Aktivität von CYP3A4 um die Hälfte, auch wenn der Verzehr schon bis zu drei Tage zurückliegt.

Ähnliche Effekte bewirken auch bestimmte Zitrusfrüchte wie Pomelos und Seville-Orangen. In Laborexperimenten wurde nachgewiesen, dass Saft von Granatäpfeln und Sternfrüchten ebenfalls CYP3A4-Enzyme blockiert. Doch ob diese Früchte auch die Medikamentenspiegel im Körper erhöhen, ist ungewiss.

Die Arzneistoffe, die hauptsächlich von diesen Früchten beeinflusst werden, sind Statine (für die Behandlung von erhöhtem Cholesterinspiegel), Kalziumkanalblocker gegen Bluthochdruck, Antidepressiva und die Arzneimittel Amiodaron, Viagra, Vardenafil und Cialis.

10. Reisen und Gesundheit

Warum bekomme ich als Einzige in einem Raum immer die ganzen Mückenstiche ab? Mögen Mücken bestimmte Blutgruppen lieber als andere?

Mir geht es genauso: Ich werde zerstochen, während die anderen von den Plagegeistern in Ruhe gelassen werden. Das ist ungerecht. Eine Studie, die in *Nature* erschienen ist, fand heraus, dass Mücken es eher auf Menschen mit der Blutgruppe 0 abgesehen haben, während Leute mit der Gruppe A am wenigsten unter Stichen leiden. Folgeuntersuchungen beschäftigten sich mit der Frage, ob das daran liegt, dass einige Menschen Sekrete durch die Haut absondern, die eng mit ihrer Blutgruppe zusammenhängen, was in der Tat der Fall ist. Mücken mögen wirklich Menschen lieber, die 0-Sekrete absondern, als andere wie die der Blutgruppe A.

In Japan wurde 2004 ein Schwarm hungriger Mücken-Weibchen auf 64 freiwillige Testpersonen losgelassen. Bei der typisch japanischen Spielshow gab es allerdings einen Trick: Den Tieren waren zuvor die Saugwerkzeuge entfernt worden. Die Forscher konnten untersuchen, wie häufig die Tiere auf der Haut verschiedener Probanden gelandet waren. Das Ergebnis lautete, dass Haut der Menschen mit Blutgruppe 0 zweimal häufiger angeflogen worden war als die anderer.

Es gibt verschiedene Theorien, die dies versuchen zu erklären. Eine besagt, dass wenn man sich mit Malaria infiziert hat, sich der Körpergeruch oder Atem verändert, was wiederum die Mücken anzieht, die einem die Infektion zu Beginn beigebracht haben. Aber interessanterweise belegt eine Studie der Weltgesundheitsorganisation WHO, dass in Indien Malariapatienten eher der Blutgruppe A als anderen Gruppen angehören. Das liegt nicht daran, dass Menschen mit Blutgruppe A häufiger gestochen werden, sondern dass sie in der Folge häufiger unter Malaria leiden.

Wussten Sie, dass …
in Afrika alle 30 Sekunden ein Kind an Malaria stirbt? In dieser Region ist es die Haupttodesursache unter den Unter-Fünfjährigen.

Was kann ich dagegen unternehmen, dass ich im Urlaub Mückenstiche bekomme? Hilft es wirklich, den Brotaufstrich Marmite zu essen?

Kaufen Sie sich ein gutes Insektenspray für die Reise und sprühen Sie Ihr Zimmer ein, sobald Sie angekommen sind, und dann nochmals jeden Abend. Sprühen Sie auch auf alle Fälle die Vorhänge ein, unter dem Bett und hinter und unter den Möbeln. Nutzen Sie ein Moskitonetz, so es eines gibt.

Insekten wie beispielsweise Mücken stechen in der Morgen- oder Abenddämmerung, verwenden Sie daher einen Insektenschutz auf der Haut, die nicht von Kleidung bedeckt ist, insbesondere an den Fußknöcheln. Das Mittel sollte mindestens 50 Prozent Diethyltoluamid enthalten. Tragen Sie darüber hinaus abends Kleidung mit langen Ärmeln und Beinen, um Stiche zu vermeiden. Man bekommt im Handel auch spezielle Sprays für Kleidung, um Insekten abzuwehren.

Viele Menschen schwören auf Marmite, das angeblich Mücken abwehrt, weil nach dem Genuss die Haut einen Geruch absondert, den die Insekten nicht mögen. Man kann auch zum selben Zweck Dragées mit hochdosiertem Vitamin-B-Komplex einnehmen. Allerdings sind diese Dinge nicht durch wissenschaftliche Untersuchungen bestätigt worden. Eine Studie der University of Connecticut konnte nicht belegen, dass der Genuss von Knoblauch Mücken abhält. Außerdem haben die Wissenschaftler interessanterweise festgestellt, dass Biertrinker mehr als andere Menschen gestochen werden.

Wegen eines Urlaubs in Kenia musste ich jeden Tag Malariamittel einnehmen. Ich habe stark juckenden Hautausschlag bekommen, und die Haut war Sonnenlicht gegenüber sehr empfindlich. Lag das an den Malariatabletten, und sollte ich sie in Zukunft nicht mehr nehmen?

Wenn Sie in ein Malariagebiet fahren, sollten Sie immer Prophylaxe einnehmen, denn Malaria ist eine ernstzunehmende Krankheit und kann tödlich sein. Angesichts dieses Risikos sind die Nebeneffekte der Tabletten nur gering.

Wahrscheinlich haben Sie ein Medikament namens Doxycyclin genommen, das dafür bekannt ist, dass die Haut sehr empfindlich auf Sonnenlicht reagiert. Nachdem man in der Sonne gewesen ist, kann man Ausschlag und Knoten bekommen.

Außerdem ist es möglich, dass sich die Haut bläulich verfärbt. Frauen können vermehrt unter Kandidosen, durch Hefepilze verursachte Infektionskrankheiten, leiden. Das sollte nachlassen, nachdem Sie die Medikamente abgesetzt haben. Aber nehmen Sie die Tabletten noch unbedingt einen Monat weiter, *nachdem* Sie im Malariagebiet waren. In der Zwischenzeit sollten Sie direktes Sonnenlicht meiden und einen hohen Sonnenschutzfaktor auf die Haut auftragen. Sollten Sie nochmals in ein Malariagebiet fahren, gibt es andere Mittel, die diese Nebenwirkungen nicht aufweisen.

Ist es gefährlich, schwanger zu werden, wenn man Malariatabletten nimmt?

Die einfache Antwort auf diese Frage lautet: Ja. Es kann gefährlich sein, bestimmte Mittel für Malaria-Prophylaxe zu nehmen, wenn Sie schwanger werden wollen, weil viele von ihnen dem Fötus schaden könnten.

Sind Sie schon schwanger, würde ich Ihnen abraten, Malariagebiete aufzusuchen. Auch wenn einige Prophylaxe-Medikamente während der Schwangerschaft eingenommen werden können, ist es besser, keine unnötigen Medikamente zu schlucken, vor allem in den frühen Stadien einer Schwangerschaft. Malaria kann sich bei Schwangeren stärker auswirken, und im ersten Drittel der Schwangerschaft ist Ihr Baby durch die Wirkung des Mittels besonders gefährdet.

Die am häufigsten verbreiteten Arzneien sind Chloroquin und Proguanil oder Mefloquin. Manchmal wird alternativ Doxycyclin eingesetzt. Aber es wird bei allen Arzneien davon abgeraten, sie in der Schwangerschaft einzunehmen; auch die, die weniger riskant sind, sollten nur dann eingenommen werden, wenn es absolut nötig ist.

Auch wenn es sich nicht immer vermeiden lässt, in Malariagebiete zu fahren, lassen sich normalerweise durchweg Vorsichtsmaßnahmen ergreifen. Es wäre leichtsinnig, vorsätzlich schwanger werden zu wollen, solange man Malaria-Prophylaxe einnimmt, aber dies nicht zu tun, wenn man sich ständig in einem Risikogebiet aufhält, wäre ebenso unklug.

Als ich kürzlich in Kambodscha im Urlaub war, hat mich ein Welpe mit den Zähnen geratscht. Es hat gar nicht geblutet, aber eine kleine Narbe hinterlassen. Ich bin gegen Tollwut geimpft, aber jetzt frage ich mich, ob ich mich einer Behandlung gegen Tollwut unterziehen soll?

Ich glaube nicht, dass das nötig ist. Erstens haben Sie Spritzen gegen Tollwut bekommen, und zweitens haben Sie nicht geblutet und zeigen keine Symptome. Wenn Sie nicht gegen Tollwut geimpft wären, würde ich Ihnen dazu raten, einen Spezialisten aufzusuchen und mit ihm über die Risiken nach der Geschichte mit dem Welpen zu sprechen.

Wussten Sie, das …
die Wissenschaft mehr als 150 Antibiotika entwickelt hat, um die Verbreitung von Ansteckungskrankheiten zu verhindern?

Top 10 der Süchte des modernen Lebens

1. Arbeitssucht

Sie wird in der modernen gewinnorientierten Welt sehr gefördert, weil jede Minute, die mit Arbeiten verbracht wird, höhere Gewinne verspricht. Aber nur zu arbeiten und sich nicht zu erholen, kann in einem umfassenden Burn-out-Syndrom enden. Workaholics merken nicht, dass sie ein Problem haben, bis es zu spät ist.

2. Liebessucht

Die Sucht nach Liebe ist nicht dasselbe wie Sexsucht. Jemand, der süchtig nach Liebe ist, kann die angebetete Person nicht loslassen, was dazu führen kann, dass ihre Gesundheit und die Beziehungen zu anderen Menschen darunter leiden. Untersuchungen haben ergeben, dass das Gefühl von Liebe durch einen Anstieg von Phenylethylamin hervorgerufen wird, ein chemischer Stoff, der in neurologische Prozesse eingreift und süchtig machen kann. Es ist festgestellt worden, dass Menschen, die in eine Person vernarrt sind, ähnliche Symptome zeigen wie Kokainsüchtige, dazu gehören Schlaflosigkeit und der Verlust des Zeitgefühls.

3. Fernsehsucht

Im Durchschnitt sehen wir vier Stunden am Tag fern. Das bedeutet, dass wir im Alter von 65 Jahren ungefähr neun Jahre vor der Kiste verbracht haben. Menschen, die unter Fernsehsucht leiden, zeigen ähnliche klinische Symptome einer Sucht wie das Unvermögen, ihr Verhalten zu ändern. Darüber hinaus nutzen sie die »Droge« ihrer Wahl dazu, ihre Nerven zu beruhigen, und reagieren irritiert, wenn sie gezwungen werden, mit ihrem Suchtverhalten aufzuhören.

4. Sucht, die Zähne bleichen zu lassen

Auf Neudeutsch »Bleaching Junkies« genannt, haben diese Süchtigen in den letzten Jahren bei Zahnärzten für eine Steigerung der Nachfrage nach dem kosmetischen Eingriff von 300 Prozent gesorgt. Was zunächst harmlos klingt, kann wie andere Süchte schlimme Folgen haben. Zahnärzte berichten von extrem empfindlichen Zähnen, Zahnfleischbluten und transparenten Zähnen.

5. Sportsucht

Möglicherweise bin ich selbst davon betroffen. Es ist schwierig, Statistiken über diese Sucht zu finden, weil sie normalerweise mit einer Ess-Störung wie Anorexia nervosa einhergeht. Wie andere Süchtige opfern die Betroffenen, die sich in diesem Teufelskreis befinden, ihre Gesundheit und ihre sozialen Kontakte ihrer Sucht. Eine von der *Behavioural Neuroscience* im August 2009 veröffentlichte Studie besagt, dass es Verhaltensähnlichkeiten zwischen exzessivem Laufen und Drogenmissbrauch gibt.

6. Oniomanie

Von Oniomanie oder Kaufsucht sind nicht nur Promis betroffen. In fast jeder Nachbarschaft oder Familie finden sich zwanghafte Käufer. Studien besagen, dass von 20 Erwachsenen eine Person an dieser Zwangsstörung erkrankt ist. Der Impuls, mehr zu kaufen, als man braucht, wird mit Depressionen in Verbindung gebracht und hat viele Kaufsüchtige an den Rand des Ruins geführt.

7. Bräunungssucht

Die Begriffe Tanorexie oder Solariumsucht beziehen sich auf das Verhalten, sich zwanghaft zu bräunen. Wir Mediziner machen uns ernsthaft Sorgen um das Thema Bräunung und warnen vor dem Gebrauch von Sonnenbänken, weil sie nachgewiesenermaßen bei Menschen Krebs hervorrufen. Tanorexie bleibt weiterhin ein Problem, insbesondere bei jungen Frauen. Eine Untersuchung von 2006 stellte fest, dass die UV-Strahlen von Sonnenbänken im Körper Endorphine erzeugen, die dafür sorgen, dass man sich wohlfühlt. Sinkt der Endorphinspiegel nach dem Bräunen, können Entzugserscheinungen wie bei Alkohol- oder Drogenentzug entstehen.

8. Sexsucht

Das Verlangen nach sexueller Befriedigung ist so alt wie die Menschheit. Aber modernen dysfunktionalen Familien wird häufig vorgeworfen, dafür zu sorgen, dass sich dieser menschliche Trieb in sexuelles Zwangsverhalten verwandelt. Darüber hinaus sind einige Menschen der Überzeugung, dass der leichte Zugang zu Pornos im Internet dies nur noch verstärkt hat. Nicht alle Psychiater oder Psychologen erkennen diese Sucht als solche an, aber eine wachsende Anzahl von Selbsthilfegruppen und Therapiezentren helfen den Betroffenen, da sie hierin ein echtes Problem sehen.

9. Internetabhängigkeit

Das ununterbrochene, unhaltbare und zwanghafte Surfen im Internet, das alltäglich geworden ist und wo jede Störung Reizbarkeit hervorruft, kann ein Zeichen für eine Internetabhängigkeit oder Onlinesucht sein.

Mittlerweile beschäftigen sich Psychiater mit den stimmungsverändernden Effekten von Online-Pornographie, Online(glücks)spielen, Netzwerken und Blogs. In einigen Ländern ist die Internetabhängigkeit zu einem solch ernsten gesellschaftlichen Problem geworden, dass Rehabilitationsprogramme entwickelt und umgesetzt worden sind.

10. Sucht nach Schönheitsoperationen

Die negative Einschätzung des eigenen Körpers treibt zahllose Menschen unter das Messer. Im Jahr 2006 warnte die British Association of Aesthetic Plastic Surgeons ihre Mitglieder vor Patienten, die unter einer körperdysmorphen Störung oder dem »Eingebildete-Hässlichkeit-Syndrom« litten. Aufgrund der anhaltenden Unzufriedenheit über das Ergebnis einer Schönheitsoperation machen die Süchtigen immer weiter. Die Organisation berichtete von einer alarmierenden Studie, der zufolge 40 Prozent der Nutzer von Botox zugaben, sich von der Tatsache angezogen zu fühlen, dass die Behandlung kontinuierlich fortgesetzt werden müsse.

Ich möchte noch einmal darauf hinweisen, dafür zu sorgen, dass alle Impfungen auf dem neuesten Stand sind, bevor man reist. Dazu gehört auch, dass alle Impfungen auf Ihr Reiseziel abgestimmt sind.

Kann häufiges Fliegen Krebs verursachen?

Die Weltgesundheitsorganisation ist kritisch, was das Krebsrisiko bei Menschen angeht, die regelmäßig fliegen. Untersuchungen haben gezeigt, dass Stewards und Stewardessen doppelt so gefährdet sind, an Hautkrebs zu erkranken, und ihr Risiko, Brustkrebs zu bekommen, 30 Prozent höher ist als bei der Restbevölkerung.

Diese Zahlen lassen sich möglicherweise eher auf den Lebensstil zurückführen als auf das Fliegen, aber auf einem durchschnittlichen Langstreckenflug ist eine Stewardess einer Strahlung ausgesetzt, die 250 jährlichen Röntgen-Aufnahmen des Brustkorbs gleichkommt. Man sieht also, dass es Grund zur Besorgnis gibt. Aber nur wenige Passagiere fliegen so oft wie das Kabinenpersonal, daher ist das Risiko für die Mehrheit viel geringer. Ich rate zu Vorsichtsmaßnahmen, wie die Haut nicht zu sehr der Sonne auszusetzen, und Frauen, regelmäßig zur Brustkrebsuntersuchung zu gehen und gegebenenfalls einen Arzt aufzusuchen.

Wussten Sie, dass …
in China im Jahr 300 Millionen Raucher ungefähr 1,7 Trillionen Zigaretten rauchen, das sind 3 Millionen pro Minute? Das erklärt auch, warum jährlich 1,2 Millionen Chinesen aufgrund des Rauchens sterben – das entspricht 2000 Toten am Tag.

11. Sex

Ich habe eine neue Freundin, aber wenn wir Sex haben, kann ich meine Erektion nicht aufrechterhalten. Woran liegt das?

Wenn es das erste Mal ist, dass Sie das feststellen, und in anderen Fällen Ihre Erektion stabil ist, dann ist das Problem wahrscheinlich situationsbedingt und psychischer Natur. Je mehr Sie sich darüber Gedanken machen, desto wahrscheinlicher trifft es ein, dass Sie vorzeitig erschlaffen. Sextherapeuten würden empfehlen, dass Sie und Ihre Freundin eine Grenze festlegen: Sie können alles miteinander anstellen bis auf Penetration. Wenn Sie das die nächsten Wochen praktizieren, werden Sie möglicherweise feststellen, das Sie Ihre Erektion auf angenehme Weise entwickeln und beibehalten können, weil Sie nicht an den »kritischen« Punkt kommen. Wenn Sie in sexueller Hinsicht miteinander vertrauter geworden sind, sollte alles problemlos laufen, und Sie können die selbstauferlegten Regeln fallenlassen. Das ist eine simple, aber häufig effektive Methode. Sollte dies aber nicht funktionieren, suchen Sie Ihren Hausarzt oder eine Beratungsstelle auf. Je früher Sie das Problem behandeln lassen, desto besser.

Wussten Sie, dass …
täglich Menschen weltweit 120 Millionen Mal Sex haben? Ungefähr 4 Prozent der Weltbevölkerung hat Sex an jedem x-beliebigen Tag.

Sex kann manchmal sehr weh tun, und gleich danach schmerzt meine Vagina. Das geht schon eine Weile so, woran kann das liegen?

Schmerzen während des Sex, Dyspareunie, können einen Teufelskreis hervorrufen: Sie haben Angst, Sex zu haben, was dazu führt, dass Sie verkrampfen und die Scheidenmuskulatur anspannen, was den Schmerz noch verschlimmert. Die Gründe dafür sind normalerweise Ängste, Anspannung oder mangelnde Feuchtigkeit. Eine trockene Vagina kann auf hormonellen Veränderungen, Infektionen wie Kandidose oder bakterieller Vaginose (BV) und auf Verletzungen wie Rissen durch den Geburtsvorgang basieren. Schmerzen bei tiefer Penetration können von Entzündungen der Unterleibsorgane herrühren, die durch Endometriose (Erkrankung der Gebärmutterschleimhaut), Zysten, Beckenentzündungen oder sogar durch ein Reizdarmsyndrom hervorgerufen werden. Am besten lassen Sie sich von Ihrem Hausarzt gründlich untersuchen. Er kann Sie dann zu einem Gynäkologen überweisen, wenn der Grund für Ihre Schmerzen nicht gleich erkennbar ist.

Ich bin 48 und habe einen wirklich geringen Sexualtrieb. Sex interessiert mich einfach nicht mehr. Woran liegt das?

Sie müssten herausfinden, ob es nur der Sex ist, an dem Ihnen das Interesse fehlt, oder ob das auch für viele andere Dinge im Leben zutrifft, was auf eine Depression hindeuten könnte. Es könnte hilfreich sein, Ihre Hormonspiegel überprüfen zu lassen, auch die Schilddrüsenhormone und den Testosteronspiegel. Einen Blick auf die Medikamente oder vielleicht Drogen, die Sie nehmen, zu werfen ist sinnvoll. Ebenso tragen die Lebensführung, Stress und Schlafmangel zu dem Symptom bei. Sprechen Sie mit Ihrem Hausarzt, um den Grund herauszufinden.

Es gelingt mir nie, eine Erektion zu behalten, wenn ich ein Kondom benutze. Ich habe schon verschiedene Größen ausprobiert, aber das nützt wenig. Gibt es eine Begründung dafür?

Unter diesem Problem leiden recht viele Männer. Wir Ärzte haben Fälle wie diesen ein paarmal pro Woche in der Praxis. Meistens liegen diese Erektionsstörungen an Nervosität. Sobald der Mann anfängt, das Kondom über den Penis zu rollen, beginnt das Hirn, sich zu fragen, ob er steif genug sein wird, um das Kondom auszufüllen. Sofort fängt der Körper an, Stresshormone zu produzieren, die die Erektion aufhalten.

Eine Möglichkeit ist, Ihre Partnerin zu bitten, Ihnen das Kondom anzulegen, während sie Sie gleichzeitig mit der Hand stimuliert. Wenn das auch nach ein paar Versuchen nicht funktioniert, suchen Sie sich Beratung, um Ihre Ängste in intimen Situationen zu bewältigen.

Ich kann es nicht ertragen, dass irgendetwas in mich eindringt. Aufgrund dessen habe ich keine Beziehungen. Aus demselben Grund kann ich zum Beispiel auch keine Tampons benutzen. Werde ich jemals Sex haben können?

Wahrscheinlich leiden Sie unter Vaginismus, der dazu führt, dass sich die Scheidenmuskulatur anspannt und verkrampft und damit jegliche Form der Penetration verhindert. Dennoch sollten Sie fähig sein, sexuelle Erregung zu spüren und sogar Orgasmen zu erleben, wenn Ihre Klitoris stimuliert wird. Um Vaginismus zu behandeln, kann die sexualpsychologische Beratung beziehungsweise Therapie helfen. Eine Behandlung beinhaltet eine graduelle Desensibilisierung, in der Sie lernen, mit Objekten an und in der Scheide umzugehen. Die Heilungschancen mit einer guten Therapie sind groß, daher können Sie optimistisch sein, dass sich Ihr Zustand, bald bessern wird.

Wussten Sie, dass …
die größte Zelle im menschlichen Körper die weibliche Eizelle ist und die kleinste das Spermium? Normalerweise ist das Ovulum groß genug, um es mit bloßem Auge zu sehen; es hat einen Durchmesser von ungefähr 1 Millimeter. Die Samenzelle ist auf der anderen Seite winzig und umfasst kaum mehr als den Zellkern.

Ich führe seit acht Jahren eine Beziehung, und nachdem ich wiederholt unter Blasenentzündungen gelitten habe, wurden bei mir jetzt Chlamydien festgestellt. Bedeutet das, dass mein Freund mich betrogen hat?

Chlamydien sind eine sehr verbreitete Infektion, die durch Geschlechtsverkehr übertragen wird. Von zehn Frauen leidet ungefähr eine darunter, aber normalerweise verläuft die Krankheit ohne Symptome. Das bedeutet, dass Sie schon seit Jahren damit infiziert sein können, ohne etwas davon zu merken. Daher ist die Tatsache, dass bei Ihnen Chlamydien festgestellt wurden, nicht damit gleichzusetzen, dass Ihr Partner Ihnen untreu gewesen ist. Nichtsdestotrotz ist es wichtig, dass Sie sich mit Ihrem Partner zusammensetzen und darüber sprechen, da Sie beide Antibiotika einnehmen müssen, um sich nicht gegenseitig wiederholt mit den Erregern anzustecken. Werden Chlamydien nicht behandelt, können sie Auslöser für eine Beckenentzündung sein und zu Unfruchtbarkeit führen, daher ist es wichtig, dass Sie sich darum kümmern.

Was sind Warzen, und warum bekommt man sie?

Humane Papillomviren (HPV) verursachen die Warzen, die man an den Händen, aber auch im Genitalbereich bekommt. Es gibt ungefähr 100 verschiedene Arten dieses Virus, die verschiedene Warzentypen an den unterschiedlichen Stellen im Körper hervorrufen. Der Virus wird hauptsächlich durch Hautkontakt übertragen. Im Fall der Genitalwarzen geschieht das meistens, aber nicht unbedingt, beim Sex. Wie man weiß, kann der Virus auch außerhalb des Körpers überleben, daher ist es theoretisch möglich, sich auch ohne Kontakt mit anderen Menschen zu infizieren. Allerdings gibt es in der Praxis keine Belege dafür. Ich denke daher, dass es recht unwahrscheinlich ist, sich beispielsweise in einer Sauna anzustecken, wenn man keinen engen Kontakt zu einer anderen Person gehabt hat. Ein Beispiel für Warzen, die ohne direkten Körperkontakt übertragen werden, sind *Verrucae plantares,* Fußsohlenwarzen, mit deren Erregern man sich häufig in Schwimmbädern oder Fitness-Studios infiziert.

Wussten Sie, dass …
schwangere Frauen im ersten Drittel ihrer Schwangerschaft am häufigsten von Fröschen, Würmern und Topfpflanzen träumen? Schwangerschaftshormone können Stimmungsschwankungen, Heißhunger und andere unerwartete emotionale Veränderungen hervorrufen.

Warzen sehen nicht nur unschön aus, der Virus kann auch verschiedene Krebsarten, darunter Karzinome am Penis und Anus sowie bei Frauen Gebärmutterhalskrebs, hervorrufen. Informieren Sie sich bei Ihrem Urologen beziehungsweise Gynäkologen und lassen Sie prüfen, ob Sie betroffen sind. Und benutzen Sie beim Sex immer Kondome, obwohl auch die nicht 100-prozentig vor dem Warzenvirus schützen.

Es sind zwei HPV-Impfstoffe gegen einige krebserregende Viren entwickelt worden. Hauptsächlich sollen sie Frauen vor Gebärmutterhalskrebs schützen, aber auch bei Männern werden sie gegen Krebs im Analbereich eingesetzt.

Welche Tests und Behandlungsmöglichkeiten gibt es bei Erektionsstörungen?

Für Erektionsstörungen sind viele verschiedene Gründe verantwortlich, daher müssen Tests eine große Bandbreite abdecken, um herauszufinden, worin genau das Problem liegt. Ein eingehendes Gespräch mit Ihrem Arzt kann diese Frage schon eingrenzen, dazu gehören aber auch eine Untersuchung der Genitalien, Urin- wie Blutuntersuchungen und manchmal auch ein Test, mit dem die Blutzufuhr in den Penis gemessen wird, wobei normalerweise mit einem Medikament eine Erektion ausgelöst wird.

Von der Ursache hängt ab, was die beste Behandlungsmethode ist. Häufig basiert eine Erektionsstörung auf psychischen Problemen. Zur physischen Behandlung gehören Medikamente wie Sildenafil (Viagra) und Apomorphin (Uprima), Injektionen in den Penis (eine Therapie, die das Testosteron ersetzt), batteriegetriebene Vakuumpumpen, Beratung und Kognitive Verhaltenstherapie (Paartherapie), Sexualtherapie, die Techniken der Sinneswahrnehmung in den Vordergrund rückt, sowie ein chirurgischer Eingriff (Implantat).

Was kann ich tun, um Erektionsproblemen vorzubeugen?

Früher oder später erleben die meisten Männer einmal Erektionsstörungen. Dieses sehr weit verbreitete Problem ist häufig Stress, Alkohol oder Müdigkeit geschuldet und verschwindet wieder mit der Zeit. Häufiger leiden Männer zwischen 40 und 70 Jahren darunter, und in den meisten Fällen liegt ein unterschwelliger körperlicher Grund vor, auch wenn emotionale und psychische Faktoren eine Rolle spielen können. Weniger als 20 Prozent der Betroffenen haben ein rein psychisches Problem.

Die häufigsten Ursachen liegen im Älterwerden in Kombination mit Arteriosklerose (Verhärtung der Arterien) und Rauchen. Aber auch Diabetes, Drogenmissbrauch, Alzheimer, Parkinson, Hormonmangel, Nierenversagen, Peyronie-Krankheit, neurologische Störungen wie Multiple Sklerose, Rückenmarksverletzungen, Wirbelsäulenschäden oder andere langfristige Erkrankungen können zu Erektionsstörungen führen. Psychologische Störungen wie Depression, Angstzustände, Stress und Traumata können das Krankheitsbild verschlechtern. Auch Beziehungsprobleme können eine Rolle spielen: Dazu gehören Versagensängste, schlechte Kommunikation, sexuelle Unerfahrenheit, verminderte Anziehung, Angst vor Nähe und Untreue. Medikamente, Alkohol, Rauchen, Einnahme von Antidepressiva und blutdrucksenkende Mittel gehören zu den üblichen Verdächtigen sowie selten Hormonstörungen wie beispielsweise anormal niedrige Werte des Männlichkeitshormons Testosteron oder zu hohe des Hypophysenhormons Prolaktin.

Um zu verhindern, dass dieses Problem bei Ihnen regelmäßig auftritt, sollten Sie weder exzessiv rauchen noch trinken. Versuchen Sie, regelmäßig Sport zu treiben und sich gesund zu ernähren, essen Sie viel Obst und Gemüse. Bemühen Sie sich darum, Ihren Stress in

Grenzen zu halten. Sollten Sie unter Stress oder Depressionen leiden, sprechen Sie mit Ihrem Hausarzt, und versuchen Sie, viel zu schlafen. Lassen Sie sich einmal ärztlich durchchecken, um sicherzugehen, dass Erkrankungen wie Diabetes, Bluthochdruck und ein hoher Cholesterinspiegel nicht vorliegen, beziehungsweise um sie zu behandeln.

Was kann ich tun, wenn meine Erektion nicht nachlässt?

Der medizinische Begriff für eine Dauererektion ist Priapismus. Das ist störend, vor allem weil er mit größerer Wahrscheinlichkeit auftritt, wenn Sie kein sexuelles Verlangen verspüren, als wenn eine anhaltende Erektion erwünscht ist. Außerdem kann eine Dauererektion das Gewebe im Penis schädigen und ist normalerweise extrem schmerzhaft. Priapismus tritt auf, wenn das Blut im Penis, das für die Erektion sorgt, nicht zurückfließen kann. Dies geschieht aufgrund eines anhaltenden sexuellen Begehrens oder als Nebenwirkung bestimmter Medikamente. Manchmal liegt es auch an Arzneimitteln gegen Erektionsstörungen, die zu gut wirken. Nur selten liegt der Grund an einer unerkannten Erkrankung wie Sichelzellen-Anämie oder einem Problem an der Prostata. Wenn Ihre Erektion drei, vier Stunden oder länger anhält, handelt es sich wahrscheinlich um einen Priapismus, und Sie sollten sich dringend um ärztliche Hilfe bemühen.

Wenn die Dauererektion weniger als vier Stunden anhält, wird der Arzt vermutlich ein abschwellendes Medikament verschreiben. Aber wenn Ihr Penis länger als sechs Stunden erigiert ist, wird es nötig sein, aus dem Penis Blut abzunehmen. Dazu wird der Arzt eine Nadel und Spritze benutzen. Außerdem wird er versuchen herauszufinden, worauf Ihre Dauererektion basiert und Sie dahin gehend, wenn nötig, behandeln. In einigen Fällen mag es nötig sein, mit einem chirurgischen Eingriff dauerhafte Schäden am Penis zu vermeiden.

Wenn ich komme, spüre ich einen krampfartigen Schmerz an meinem Po. Das geht jetzt schon seit einem Monat so. Woran liegt das?

Das kann ein typisches Symptom von Prostatitis, einer Entzündung der Prostata-Drüse sein. Andere Symptome sind das starke Gefühl, urinieren zu müssen, und generell Schmerzen um den Penis und Anus herum. Häufig ist der Grund dafür eine Bakterien-Infektion, die manchmal in der Blase beginnt und dann bis zur Prostata wandert und die mit Antibiotika behandelt werden kann. Wenn Sie einen oder mehrere neue Partner haben, lassen Sie sich vom Urologen gründlich untersuchen und befolgen Sie den Rat Ihres Arztes. Manchmal ist es nötig, mehrere Monate lang Antibiotika einzunehmen, um die Symptome ganz loszuwerden.

Ich finde Sex relativ unangenehm, und mein Hausarzt führt das auf einen nach hinten geneigten Uterus zurück. Daran lässt sich wohl nicht viel ändern, aber wie kann ich den Sex verbessern?

Ihr Uterus kippt nach hinten statt nach vorn, was die gewöhnlichere Lage ist. Das ist aber nicht notwendigerweise der Grund dafür, dass Sie sich beim Sex unwohl fühlen. Viele Frauen spüren beim tiefen Eindringen des Mannes Schmerzen oder Druck, was wahrscheinlich an der Empfindlichkeit der inneren Organe liegt. Sie können den Sex verbessern, indem Sie ganz einfach verschiedene Stellungen ausprobieren. Versuchen Sie es mit oben liegen, damit Sie den Grad der Penetration bestimmen können. Oder wenn Sie auf dem Rücken liegen, versuchen Sie, Ihre Beine flach auszustrecken. Ein wenig herumprobieren mit einem engagierten Partner (der sollte nicht schwer zu finden sein) sollte Ihnen helfen, eine Position zu finden, die Ihnen angenehm ist.

Wussten Sie, dass …
Ihre Zähne sechs Monate vor der Geburt anfangen zu wachsen? Zwischen der 9. und 12. Woche beginnt der Embryo Zahnanlagen zu bilden, die später zu Milchzähnen werden.

10 Tatsachen über den Orgasmus, die Sie vielleicht nicht kennen

1. Jemand, der augenscheinlich nichts Besseres zu tun hatte, hat errechnet, dass ein Mann im Laufe seines Lebens beim Orgasmus 44,5 Liter Flüssigkeit abgibt.

2. Nicht nur Frauen haben verschiedene G-Punkte. Auch Männer haben G-Punkte, nämlich drei, wobei nur wenige Männer sie entdecken. Es handelt sich um das Frenulum (das Vorhautbändchen zwischen Eichel und Vorhaut), das Perineum (Damm zwischen Hodensack und Anus) und die Prostata.

3. Bei den meisten Männern ist ein Orgasmus immer gut, aber bei Frauen scheint es so zu sein, dass einige Orgasmen besser sind als andere. Eher unglücklicherweise haben Frauen häufig die besten Orgasmen während ihrer Periode, was allerdings nicht bekannt ist, da viele Paare vermeiden, in dieser Zeit Sex zu haben. Der Orgasmus wird stärker empfunden, weil das Becken während der Regel besser durchblutet ist.

4. Marilyn Monroe hatte nie einen Orgasmus. Aber in einer berühmten Beschreibung legte sie ihrem Psychiater ihre sexuellen Erfahrungen dar: »Stellen Sie sich einen Lichtschalter mit einem Dimmer vor. Wenn Sie ihn drehen, fängt die Lampe zu leuchten an, sie wird immer heller und heller, bis sie irgendwann so hell ist, dass man nicht mehr hineinsehen kann. Das ist so gut.« Das hört sich so an, als sei sie einem Orgasmus zumindest ziemlich nahegekommen.

5. Das Ejakulat verlässt den Körper mit einer Durchschnittsgeschwindigkeit von 45,06 Kilometer pro Stunde. Im Gegensatz dazu können sich die enthaltenen Spermien pro Stunde nur 10 Zentimeter fortbewegen. Man geht davon aus, dass die Kraft des Orgasmus dafür sorgt, dass die Spermien einen Vorsprung erlangen, angesichts der Strecke, die sie noch bis zu ihrem Ziel, der Eizelle, zurücklegen müssen.

6. Okay, das ist vielleicht etwas morbide, aber um einen Orgasmus zu haben, muss man nicht unbedingt lebendig sein. Wenn man die Sakralnerven im Rückenmark elektronisch stimuliert und mit Sauerstoff versorgt, kann man einen Leichnam zum Höhepunkt bringen. Ich mag mir gar nicht vorstellen, wie und warum man das herausgefunden hat.

7. Der Geräuschpegel, den eine Frau beim Sex verursacht, hat einen signifikanten Einfluss auf den männlichen Orgasmus. Frauen, die sich stärker äußern, haben gleichbleibend größeren Erfolg im Bett. Studien zufolge haben 59 Prozent der Männer einen Orgasmus, wenn ihre Partnerin ekstatische Schreie von sich gibt, während es nur 2 Prozent bei Frauen sind, die still daliegen. Ich vermute, es hat viel mit dem männlichen Ego zu tun …

8. Angeblich haben es Frauen schwerer als Männer, wenn es um die grundlegenden biologischen Funktionen geht. Aber ein Vorteil ist, dass sie in der Lage sind, multiple Orgasmen zu haben. Eine Frau schaffte 134 Orgasmen innerhalb einer Stunde.

   Aufgrund medizinischer Bedingungen können Frauen mehrere Orgasmen nacheinander erleben, manchmal sogar ohne sexuellen Kontakt, einfach, indem sie sich über die Augenbrauen streichen, die Knie reiben, an Sex denken oder sogar beim Zähneputzen.

9. Der Anthropologe Desmond Morris formulierte eine berühmte Theorie, warum es einen evolutionsbedingten Grund für den weiblichen Orgasmus gibt. Er schlug vor, dass der Grund nicht nur war, das Interesse an Sex zu fördern, sondern auch dafür zu sorgen, dass Frauen nach dem Geschlechtsverkehr erschöpft sind. So bleiben sie liegen, was verhindert, dass Sperma aus dem Eileiter wieder herausläuft. Darüber hinaus legte er dar, dass die Schwierigkeiten einiger Frauen, mit bestimmten Männern zum Orgasmus zu kommen, einen Grund hatten: Nur die geduldigsten, liebevollsten und fantasievollsten Männer hätten so die Chance, einen Orgasmus hervorzurufen und damit ein Kind zu zeugen. Diese Sorte Mann wäre demnach der bessere Vater. Das trifft allerdings nicht auf allgemeine Zustimmung.

10. Während die katholische Kirche das zweifelsohne anfechten wird, konnte auf Ultraschallbildern nachgewiesen werden, dass bereits Föten, besonders männliche, sich selbst befriedigen. Man sieht, wie die Hand den Penis umschließt und sich hoch und runter bewegt. Für kleine Kinder ist es nicht ungewöhnlich, dass sie sich auf verschiedene Weise selbst stimulieren, um eine Art Orgasmus zu erreichen.

Ich habe gehört, dass Sportler wie Footballer und Spitzensportler vor einem Turnier keinen Sex haben sollten, weil es ihre Leistung negativ beeinflusst. Ist da etwas Wahres dran?

Dieser Tipp zirkuliert seit Ewigkeiten, und jeder hat das Gerücht schon mal gehört. Allerdings ist gar nichts dran. Die Idee dahinter ist, dass ohne Sex der Testosteronspiegel und die Aggressivität steigen und damit die sportliche Leistung verbessert werden soll.

Allerdings lässt sich das durch Studien nicht belegen. Eigentlich ist es so, das weiß ich von vielen mir bekannten Sportlern, dass es keinen Unterschied macht, ob sie Sex haben oder nicht. Auf keinen Fall vermeiden sie Sex vor wichtigen Wettkämpfen. Da Sex eines der besten natürlichen Schlafmittel ist, ist es nachvollziehbar, dass Geschlechtsverkehr hilft; die Nerven zu beruhigen, Nervosität vor einem Wettkampf abzubauen und so für eine gute Nachtruhe zu sorgen.

Ist Gonorrhoe ausschließlich durch Geschlechtsverkehr übertragbar? Meine Tochter ist daran erkrankt, und ich bin erschüttert, wenn sie schon Sex hätte. Gibt es keine andere Ansteckungsmöglichkeit?

Die Antwort hängt davon ab, was genau Sie unter »Geschlechtsverkehr« verstehen. In den meisten Fällen wird Gonorrhoe von einer Person auf die andere durch sexuellen Kontakt übertragen, das kann Vaginal-, Anal- oder Oral-Sex sein, das trifft aber nicht immer zu. Ich habe von einigen Ärzten gehört, die sich bei Patienten in einer Praxis für Geschlechtskrankheiten durch Berührung angesteckt haben – was natürlich nichts mit Sex zu tun hatte. Es ist auch bekannt, dass man sich durch aufblasbare Sexpuppen anstecken kann, weil die künstliche Vagina nach der Benutzung nicht gereinigt worden ist. Auf der anderen Seite konnte in Untersuchungen nicht nachgewiesen werden, dass man Tripper von Toilettensitzen bekommen kann, weil man die Gonorrhoe-Bakterien (Gonococcus) nicht isolieren konnte. Jedoch gab es den Fall eines achtjährigen Mädchens, das sich wahrscheinlich auf einer sehr schmutzigen Toilette in einem komplett ausgebuchten Flugzeug in Russland angesteckt hatte. Wahrscheinlich hatte sie mit den Fingern die Toilette berührt und danach die Erreger während des Abwischens auf den Körper übertragen. Während die Bakterien nicht gut auf einer trockenen Oberfläche außerhalb des Körpers überleben können, ist bekannt, dass sie für eine kurze Weile auf Plastik bestehen können. Theoretisch können sie also durch Sexspielzeuge auf andere Personen übertragen werden.

Meine neue Freundin sagt, sie bekäme ab und zu Blasenentzündung und etwas, das Bakterielle Vaginose heißt. Kann mir das schaden?

Normalerweise existieren in der Scheide »gute« Bakterien und (wenige) »schädliche« Bakterien ausgewogen nebeneinander. Bakterielle Vaginose (BV) entsteht, wenn diese Balance aus dem Gleichgewicht gerät, was dazu führt, dass sich die schädlichen Bakterien vermehren und die guten verdrängen. Es ist unwahrscheinlich, dass Sie sich bei Ihrer Freundin anstecken, weil BV normalerweise weder bei Männern auftritt, noch sexuell übertragbar ist.

Was die Blasenentzündung, die auch als Harnwegsinfektion bekannt ist, angeht: Sie kann sehr gut ebenfalls durch Bakterien verursacht werden, die sich in unserem Körper befinden, und wird weniger durch Sex übertragen. Es wäre vernünftig, ein Kondom zu benutzen oder mit dem Sex zu warten, bis die Entzündung abgeheilt ist.

Wussten Sie, dass …

Babys stärker sind als ein Ochse? Während ein Baby bei seiner Größe natürlich keinen Planwagen hinter sich herziehen kann, wäre es sehr wohl dazu in der Lage, wenn es so groß wäre wie ein Ochse. Für kleine Lebewesen haben Babys extrem kräftige Beine.

Lebt ein Spermium tatsächlich?

Ja. Eine Samenzelle ist in der Tat ein unabhängiger einzelliger Organismus, etwa vergleichbar mit einer Amöbe. Im Prinzip ist sie lebendiger als alle anderen Zellen im männlichen Körper, denn nur sie kann sich fortpflanzen.

Während des Sex komme ich sehr schnell zum Höhepunkt. Das ist sehr frustrierend und beeinträchtigt meine Partnerschaft. Warum passiert das?

Vorzeitiger Samenerguss ist sicherlich das häufigste Problem beim Sex. Ungefähr 10 Prozent der Männer haben dieses Problem schon einmal erlebt. Bei jüngeren Männern ist es weiter verbreitet, weil die Problematik sich häufig im Laufe der Jahre verbessert. Es gibt keine eindeutige Definition, aber als Regel lässt sich die durchschnittliche »Dauer« bei Männern mit vorzeitigem Samenerguss auf 1,8 Minuten festlegen, bei Männern ohne dieses Problem liegt sie bei 7,3 Minuten.

Eine der am weitesten verbreiteten Theorien, warum dies passiert, hat mit einer frühen Prägung zu tun. Fanden die frühesten sexuellen Erlebnisse heimlich und in Eile statt, prägen sie den Betroffenen dahin gehend, so schnell wie möglich zum Höhepunkt zu kommen, was sich auf spätere Erlebnisse überträgt.

Auch wenn mir vollkommen klar ist, dass die nächste Information Sie nicht wirklich erfreuen wird, ist es doch gut zu wissen, dass von einem evolutionstheoretischen Standpunkt aus Männer besser dran waren, die schnell ejakulierten, da sie größere Chancen hatten, eine Frau zu schwängern und Kinder zu bekommen.

Außerdem kann vorzeitiger Samenerguss vererbt sein, was ein Argument gegen die Theorie der Prägung ist.

In vielen Fällen spielen Nervosität oder Angstgefühle eine Rolle. Wenn Sie nervös sind, ist es naheliegend, dass Sie zu schnell kommen.

Was kann ich dagegen tun, zu schnell zu kommen?

Da gibt es verschiedene Möglichkeiten. Wenn Sie unter einem milden vorzeitigen Samenerguss leiden, können einfache Ablenkungstechniken helfen. Wenn Sie also spüren, dass Sie sich dem Höhepunkt nähern, versuchen

Sie sich abzulenken. Denken Sie beispielsweise an etwas, das nichts mit Sex zu tun hat, oder kneifen Sie sich.

Es gibt Gels mit einem Anästhetikum, die den Penis desensibilisieren und das Gefühl dämmen. Sie funktionieren gut, doch der Nachteil ist, dass sie den Partner ebenfalls desensibilisieren, was selten wünschenswert ist. Kondome, die ein lokales Anästhetikum (Benzocain) enthalten, haben denselben Effekt. Einfacher: Sie können auch extra sichere und daher extra starke Kondome tragen, um denselben Effekt zu erreichen.

Die amerikanischen Therapeuten Masters und Johnson haben eine »Penis-Griff«-Technik entwickelt, die von beiden Partnern ausgeführt wird.

Ihre Partnerin drückt Ihre Eichel fest, wenn Sie spüren, dass Sie bald einen Orgasmus haben werden. Dies mindert das Bedürfnis zu kommen, wenn Sie dies also einige Wochen lang praktizieren, können Sie sich selbst darauf trainieren, länger auszuhalten.

Eine neuere Behandlungsmethode besteht darin, einige Stunden vor dem Geschlechtsverkehr ein Antidepressivum einzunehmen. Den männlichen Höhepunkt zu verzögern ist eine bekannte Nebenwirkung dieser Medikamente. Während das in normalen Fällen keinen Vorteil darstellt, ist es doch ein Plus für Männer mit vorzeitigem Samenerguss. Zu den Antidepressiva, die zu diesem Zweck eingesetzt werden, gehören Clomipramin, Fluoxetin und Sertralin. Fragen Sie Ihren Hausarzt danach,

Wussten Sie, dass …
jeder Mensch ungefähr eine halbe Stunde lang eine einzelne Zelle gewesen ist? Jedes Leben hat irgendwann seinen Anfangspunkt, und auch die größten Menschen haben einen kurzen Abschnitt ihres Lebens als Einzeller verbracht, nachdem sich Samen- und Eizelle vereinigt haben.

wenn Sie das Gefühl haben, diese Medikamente könnten Ihnen helfen.

Folgende andere Möglichkeit können Sie ausprobieren: die sogenannte Stop-Start-Methode. Während des Masturbierens hören Sie auf, sobald Sie das Gefühl haben zu ejakulieren. Lassen Sie das Gefühl abklingen, dann masturbieren Sie weiter. Machen Sie das dreimal, beim vierten Mal erlauben Sie sich zu ejakulieren. Weil es häufig sowohl psychische als auch auf Verhalten begründete und mechanische Gründe gibt, ist es vielleicht ratsam, Beratung zu suchen, anstatt sich allein auf die Stop-Start-Methode zu verlassen.

Welche Körperflüssigkeiten können das HI-Virus übertragen und welche nicht?

Das ist nicht weiter kompliziert: Blut, Präejakulat (»Lusttropfen«), Sperma, Scheidenflüssigkeit und Muttermilch enthalten hohe Konzentrationen an HIV, und alle sind mit der Übertragung des Virus in Verbindung gebracht worden.

Speichel, Tränen, Schweiß und Urin können das Virus enthalten, allerdings ist die Konzentration derart gering, dass sich noch niemand dadurch angesteckt hat. Es besteht jedoch Ansteckungsgefahr, wenn irgendeine Körperflüssigkeit sichtbar Blut enthält.

Kann ich von Oralsex HIV bekommen?

Ja. Es ist möglich, sich mit HIV zu infizieren, wenn man Oralsex aktiv oder passiv hat, jedoch ist das Risiko gering. Einige aktenkundige Fälle existieren allerdings. Während man nicht genau sagen kann, wie hoch das Risiko ist, legen die Belege nahe, dass es wesentlich geringer ist als beim ungeschützten analen oder vaginalen Geschlechtsverkehr.

Wenn Sie mit jemandem Oralsex haben und den passiven Part übernehmen, sind Sie nur dem Speichel derjenigen Person ausgesetzt. Die Konzentration von HIV im Speichel ist derart gering, dass sich noch niemand dadurch infiziert hat. Wenn Sie aktiv Oralsex haben, besteht Infektionsgefahr, da Präejakulat, Sperma, Scheidensekrete und Menstruationsblut in den Mund gelangen können. Je mehr Sie diesen Körperflüssigkeiten ausgesetzt sind, desto größer ist die Gefahr der Ansteckung. Natürlich kann das Virus auch durch irgendeine offene Wunde, Abschürfung, Zahnfleischentzündung etc. in Ihren Blutkreislauf gelangen. Als Faustregel gilt: Keine Berührung mit Präejakulat oder Sperma = kein Risiko. Kontakt mit Präejakulat bedeutet ein geringes Risiko (obwohl es technisch immer noch möglich ist, sich zu infizieren). Je mehr Präejakulat Sie ausgesetzt sind, desto größer wird das Risiko. Kontakt mit Präejakulat und Sperma ist risikoreich, besonders wenn sich im Mund Schnitte oder offene Wunden befinden.

Das Risiko, sich mit HIV zu infizieren, steigt, wenn die Person, die aktiven oder passiven oralen Geschlechtsverkehr hat, außerdem an einer durch Geschlechtsverkehr übertragbaren Krankheit leidet.

12. Empfängnisverhütung, Fruchtbarkeit und Hormone

Es stimmt doch, dass ich nicht schwanger werden kann, solange ich stille, oder?

Theoretisch stimmt das, aber praktisch trifft das nicht immer zu. Die Theorie besagt, dass während des Stillens Prolaktin ausgestoßen wird. Es handelt sich dabei um ein Hormon, das bestimmte Phasen des weiblichen Zyklus unterbindet. Solange der Prolaktinspiegel hoch ist, beispielsweise wenn Sie Ihr Neugeborenes stillen, tritt Ihre normale Periode nicht auf. Es trifft zu, dass, wenn Frauen ihre Kinder ausschließlich stillen, Sie keine Periode haben, bis sie das Stillen einstellen beziehungsweise anfangen, regelmäßig Zusatznahrung zu geben. Doch nicht alle Frauen stillen ausschließlich und regelmäßig genug, um den Zyklus zu unterdrücken. Jede Frau mit einem regelmäßigen Zyklus kann schwanger werden, und da bei vielen Frauen ihre erste Regel nach der Geburt wieder einsetzt, während sie noch Milch produzieren, können Sie auch in dieser Zeit wieder schwanger werden. Daher ist es im Allgemeinen nicht schlau, sich auf das Stillen als einziges Verhütungsmittel zu verlassen. Wenn Sie wieder anfangen, Sex zu haben, sollten Sie ein weiteres Verhütungsmittel benutzen.

Wie effektiv sind Verhütungsmittel?

Einige Verhütungsmethoden verhindern eine Schwangerschaft effektiver als andere. Aber das setzt voraus, dass Sie die Bedienungsanleitungen genau befolgen und die Methoden korrekt anwenden. Letzteres wird vielen Menschen zum Verhängnis.

Kein Verhütungsmittel ist zu 100 Prozent sicher, darüber hinaus können einige Nebenwirkungen haben.

Kondome sind zu 98 Prozent sicher, wenn man sie richtig anwendet. Diaphragmen und Kappen mit Spermizid sind zu 92 bis 96 Prozent sicher, so sie korrekt benutzt werden.

Bei richtiger Anwendung ist die kombinierte Pille zu über 99 Prozent sicher, ebenso die Progesteron-Pille. Auch Injektionen mit verhütenden Arzneistoffen sind zu über 99 Prozent effektiv. Ihre Wirkung hält zwischen acht und zwölf Wochen lang an, abhängig von der Art der Injektion.

Wussten Sie, dass …
fast ein Drittel der Männer in allen Altersgruppen behauptet, zu früh zum Höhepunkt zu kommen? So eine aktuelle Studie aus den USA. Fast ein Fünftel der Männer in den Fünfzigern habe Probleme, eine Erektion zu bekommen oder zu erhalten.

Intrauterine Systeme, die Hormone in die Gebärmutter abgeben, und Spiralen sind zu über 99 Prozent zuverlässig. Sie können abhängig vom Typ fünf bis zehn Jahre im Körper bleiben und ebenso zu jedem gewünschten Zeitpunkt herausgenommen werden.

Bekanntermaßen sind Coitus interruptus und natürliche Familienplanung unzuverlässig, besonders bei Frauen, die einen sehr unregelmäßigen Zyklus haben.

Wann kann ich nach der Geburt wieder anfangen zu verhüten?

Schon recht bald nach der Geburt ist es möglich, wieder schwanger zu werden, auch wenn Sie noch stillen und auch, bevor Ihre Regel wieder eingesetzt hat. Der Eisprung passiert zwei Wochen bevor Ihre Periode einsetzt, das heißt, dass Sie früher fruchtbar sind, als Sie glauben.

Sie können Kondome benutzen, sobald Sie wieder Sex haben wollen, aber ich würde nichts übereilen. Die kombinierte Pille, die Progestogen-Pille und Verhütungsmittel innerhalb der Gebärmutter können schon 21 Tage nach der Geburt genutzt werden. Allerdings wird davon abgeraten, die kombinierte Pille zu nehmen, wenn Sie noch stillen, da sie die Milchproduktion beeinflusst. Eine Spirale oder ein Intrauterinsystem können normalerweise sechs oder acht Wochen nach der Geburt eingesetzt werden.

Wann setzt die Periode wieder ein, nachdem ich die Pille abgesetzt habe?

Es kann eine Weile dauern, bis Ihre Regelblutungen wieder einsetzen, nachdem Sie aufgehört haben, die Pille zu nehmen. Bei den meisten Frauen dauert es zwei bis vier Wochen, bis die Regel wieder einsetzt. Aber das ist bei jeder Frau unterschiedlich und hängt davon ab, wie regelmäßig Ihr Zyklus normalerweise ist. Gewicht, Gesundheitszustand, Stress, wie viel Sport Sie machen, ob Sie unter einer Stoffwechselstörung namens polyzystisches Ovarialsyndrom (POS) leiden, können den Zyklus beeinflussen.

Ihre Regelblutungen können zunächst unregelmäßig auftreten, und Sie sollten damit rechnen, dass es bis zu sechs Monate dauert, bis sich Ihr natürlicher Zyklus wieder einstellt. Es ist relativ normal, dass es länger dauert, bis die Regelblutung wieder einsetzt, insbesondere wenn Sie zwei oder drei Packungen der Pille eingenommen haben. Es liegt daran, dass die Pille Hormone enthält, die die Ovulation (das monatliche Freisetzen einer Eizelle) stoppen.

Woher weiß ich, dass bei mir die Menopause einsetzt, wenn ich die Pille nehme?

In der Menopause setzt die Menstruation zum allerletzten Mal ein. Das Durchschnittsalter dafür liegt bei 50–51 Jahren, während die Perimenopause (die Jahre vor der Menopause) im Alter von 46–47 Jahren beginnt. Bis zur Menopause ist Empfängnisverhütung notwendig. Es wird empfohlen, weiterzuverhüten, bis Sie zwei Jahre lang keine Periode oder irgendeine Form von Blutung gehabt haben, wenn Sie jünger als 50 Jahre sind. Sind Sie darüber, reicht ein Jahr aus.

Nehmen Sie die kombinierte Pille, werden Sie die Symptome der Wechseljahre wie Hitzewallungen und nächtliches Schwitzen nicht wahrnehmen können. Daher ist es schwierig zu sagen, ab wann Sie nicht mehr fruchtbar sind. Es gibt keinen Test, der mit absoluter Sicherheit feststellen kann, ob die Menopause schon eingetreten ist, doch kann Ihr Arzt bei Ihnen den Blutspiegel von Östrogen (der niedrig sein wird) und den des Hormons FSH (der erhöht sein wird) feststellen. Dieser Bluttest sollte am letzten Tag der Pillenpause durchgeführt werden.

Was ist die Pille für Männer?

Die Pille für Männer ist eine neue Form der hormonellen Empfängnisverhütung. Angeblich erlaubt sie Männern, auf ähnliche Weise ihre Fruchtbarkeit zu kontrollieren wie Frauen. Der Unterschied liegt darin, dass es wahrscheinlich keine Tablette sein wird. Eher wird es sich um regelmäßige Injektionen handeln, die synthetische Hormone enthalten, um zeitweise die Entwicklung von Spermien aufzuhalten.

Seit einigen Jahren untersuchen Wissenschaftler Verhütungsmittel für Männer, allerdings ist weitere Forschung nötig, um die langfristige Sicherheit und Effektivität beurteilen zu können. Im Moment können Männer nur zwischen Kondomen und Sterilisation wählen, um die Befruchtung einer Eizelle zu vermeiden.

Wussten Sie, dass …
jeden Tag der Körper eines Erwachsenen 300 Milliarden neue Zellen produziert, um ihn ständig zu reparieren und zu erhalten?

Kann ich meine Sterilisation auf Kosten der Krankenkasse rückgängig machen?

Bei einer Vasektomie oder »männlichen Sterilisation« werden die Samenleiter durchtrennt, durch die die Samenzellen vom Hoden in den Penis gelangen. So wird verhindert, dass die Samen aus dem Hoden in die Samenflüssigkeit dringen, die während des Orgasmus ejakuliert wird.

Eine Vasektomie gilt als permanente Form der Empfängnisverhütung, weil es nicht immer möglich ist, diesen Eingriff rückgängig zu machen, was bedeutet, dass die bei der Sterilisation durchtrennten oder blockierten Samenleiter wieder verbunden werden. Normalerweise übernimmt die Krankenkasse die Kosten dafür nicht. Allerdings ist es möglich, für die Aufhebung einer Vasektomie privat aufzukommen, was einige tausend Euro kosten wird. Das Problem bei diesem Eingriff ist, dass die Erfolgsrate nicht sonderlich hoch ist und es keine Garantie dafür gibt, dass Sie wieder zeugungsfähig sein werden.

Ich nehme die Pille jetzt seit knapp zehn Jahren. Jedes Jahr habe ich die Einnahme für einen Monat unterbrochen. Aber wenn ich die Pille jetzt schon so lange nehme, werde ich später einmal schwanger werden können?

Jede einzelne Frau reagiert anders, wenn sie aufhört, die Pille zu nehmen. Gleichgültig, wie lange Sie schon auf diese Weise verhüten, sollte die Pille gar keinen langfristigen Einfluss darauf haben, ob Sie schwanger werden können.

Nachdem Sie die Pille abgesetzt haben, kann es einige Monate dauern, bis Ihr Körper wieder zu seinem normalen Zyklus zurückgefunden hat. Es gibt eine Faustregel, die besagt, dass für jedes Jahr, das Sie mit der Pille verhütet haben, es einen Monat dauert, bis Sie wieder empfängnisbereit sind. Diese Regel kann nicht wissenschaftlich belegt werden, aber sie wird häufig von Frauen herangezogen und dient als grobes Maß. Während dieser Zeitspanne wird Ihre Periode auch wieder stärker werden.

Am 2. Tag meiner Periode habe ich ungeschützten Geschlechtsverkehr gehabt. Ich habe gehört, dass es sehr unwahrscheinlich ist, während der Regel schwanger zu werden. Stimmt das, oder muss ich mir jetzt Sorgen machen?

Es ist sehr unwahrscheinlich, dass Sie am 2. Tag Ihrer Periode schwanger werden, aber völlig ausgeschlossen ist das nicht. Der durchschnittliche Menstruationszyklus beträgt 28 Tage, wenn man den 1. Tag der Blutung als den 1. Tag des Zyklus rechnet. Die Regel setzt ein, wenn eine Eizelle nicht befruchtet wird, normalerweise zwölf oder 14 Tage nachdem die Zelle entstanden ist. Folglich wird eine Eizelle um Tag 14 herum produziert. Am unwahrscheinlichsten ist es, zwischen dem 1. und dem 7. Tag schwanger zu werden, aber es kann immer anders kommen, als man denkt. Wenn Sie Zweifel haben und nicht schwanger werden möchten, sollten Sie Ihren Arzt aufsuchen, der Ihnen die »Pille danach« verschreiben kann.

Können Sie mir erklären, zu welchem Zeitpunkt meines Zyklus eine Empfängnis am wahrscheinlichsten ist?

Die Länge des Menstruationszyklus variiert zwischen 24 und 35 Tagen, normalerweise dauert er 28 Tage. Die Ovulation, wenn eine Eizelle aus dem Eierstock in den Eileiter ausgestoßen wird, geschieht ungefähr in der Mitte des Zyklus, also circa 14 Tage bevor die nächste Regel einsetzt. Die Tage vor und nach der Ovulation (zwischen 10 und 16 Tagen vor Ihrer nächsten Blutung) sind die fruchtbarsten. Möchten Sie also ein Kind, sind das die besten Tage, an denen Sie ungeschützten Sex mit Ihrem Partner haben sollten.

Nach der Ejakulation können Spermien für mindestens 48 Stunden bis zu maximal sieben Tage in Ihrer Scheide oder Gebärmutter überleben. Das bedeutet daher, dass Sie auch schwanger werden können, wenn Sie zwei Tage vor oder einige Tage nach dem Eisprung Sex haben, also zwischen dem 10. und dem 16. Tag Ihres Zyklus. Am geringsten ist die Chance der Befruchtung zwischen dem 1. und dem 7. Tag.

Es gibt spezielle Testmethoden zur Erfassung Ihrer Temperatur oder Ihres Hormonspiegels, anhand derer Sie herausfinden können, wann Ihre fruchtbaren Tage sind.

Wie kann ich die Chancen erhöhen, mit meiner Frau ein Kind zu bekommen?

Wussten Sie, dass ...
die meisten Männer im Schlaf jede Stunde oder alle eineinhalb Stunden eine Erektion haben? Meistens sind Körper und Geist im Schlaf viel aktiver, als man glaubt. Die Kombination von Blutkreislauf und Testosteronproduktion kann im Schlaf Erektionen hervorrufen. Häufig sind sie ein normaler und notwendiger Teil der REM-Phase des Schlafs.

Ihre Hoden produzieren die besten Spermien, wenn sie kühl sind. Idealerweise sollten die Spermien eine Temperatur von circa 34,5 °C haben, das liegt geringfügig unter der Körpertemperatur. Es wird berichtet, dass das Tragen von lockeren Boxershorts statt eng anliegenden Slips oder Shorts tatsächlich dazu beitragen kann, Hoden und Spermien kühler zu halten und daher für die bestmögliche Qualität zu sorgen. Es kann auch helfen, statt heißer Wannenbäder kühlere Bäder zu nehmen oder zu duschen. Rauchen mindert die Fruchtbarkeit, Sie sollten daher noch heute damit aufhören, wenn Sie sich ein Kind wünschen. Ebenso hat starker Alkoholkonsum negative Auswirkungen auf die Qualität der Spermien, was die Wahrscheinlichkeit einer Schwangerschaft verringert, also halten Sie sich bei Alkohol zurück. Die empfohlene Menge sind für einen Mann drei oder vier Einheiten am Tag. Beschränken Sie sich darauf oder besser noch auf weniger. Eine Einheit entspricht einem kleinen hellen Bier, einem kleinen Glas Wein oder 2 Zentiliter hartem Alkohol.

Der beste Rat ist, mit Ihrer Partnerin viel Sex zu haben. Normaler Sex, insbesondere in dem Zeitraum, in dem bei Ihrer Partnerin der Eisprung stattfindet, ist der beste Weg, die Wahrscheinlichkeit für eine Schwangerschaft zu erhöhen.

Wird das frühe Einsetzen der Wechseljahre vererbt? Bei meiner Mutter setzte die Menopause ein, als sie 37 Jahre alt war, und ich fürchte, das Gleiche wird bei mir passieren – ich bin 23. Gibt es irgendeine Möglichkeit, die Fruchtbarkeit zu verlängern, wenn die Menopause früh einsetzt?

Die Tendenz, dass die Menopause früh einsetzt, scheint in einigen Familien vererbt zu werden. Die Tatsache, dass Ihre Mutter schon mit 37 in die Wechseljahre kam, erhöht die Wahrscheinlichkeit, dass bei Ihnen die Menopause auch früher beginnen wird als bei anderen Frauen.

Bei den meisten Frauen setzt sie zwischen 45 und 55 Jahren ein, und wenn es bei Ihrer Mutter früher geschehen ist, ist es recht wahrscheinlich, dass auch Ihre Wechseljahre in dieser Zeitspanne beginnen werden.

Leider gibt es weder eine Methode, mit der man Voraussagen kann, wann sie eintritt, noch eine, mit der man die fruchtbaren Jahre verlängern kann, wenn die Menopause früh einsetzt.

Wussten Sie, dass …
die Anzahl der Mehrlingsgeburten in den letzten 20 Jahren um mehr als 400 Prozent zugenommen hat?

Kann die Verhütungspille Einfluss auf die Libido nehmen? Seitdem ich angefangen habe, sie einzunehmen, habe ich überhaupt kein Bedürfnis mehr nach Sex.

Die Mehrheit der verschiedenen erhältlichen Pillen enthalten standardmäßig Östrogen, aber auch verschiedene

Progestogene. Diese Hormone sind es, die die Libido in einer Weise beeinflussen, wie Sie es beschreiben.

Mangelnde Libido ist allerdings nicht ausschließlich auf die Pille zurückzuführen, sondern kann ein wesentlicher Bestandteil von Problemen in der Beziehung sein. Vielleicht sollten Sie sich einige Gedanken über Ihre Partnerschaft machen und sich fragen, ob es auch andere Themen sein könnten, die sich auf Ihre Libido auswirken.

Wenn Sie zu dem Schluss kommen, dass alles in Ordnung ist, dann können Sie eine andere Pille ausprobieren, die ein anderes Progestogen enthält. Schauen Sie, ob sich die Situation nach einigen Monaten zum Besseren gewandt hat.

Ich habe einige Jahre lang eine Hormonersatztherapie (HET) gemacht und möchte wissen, ob ich ungeschützten Sex haben kann oder ob dann die Gefahr besteht, schwanger zu werden?

Dies ist eine häufig gestellte Frage, deren Antwort allerdings von den individuellen Umständen abhängt.

Die meisten HET-Tabletten haben keine verhütende Wirkung. Sie können monatlich Ihre Periode bekommen, da diese Tabletten den Hormonkreislauf stützen, was aber nicht unbedingt bedeutet, dass Sie auch schwanger werden können. Hat Ihre Regel über ein Jahr, bevor Sie anfingen, HET einzunehmen, ausgesetzt, haben Sie die Menopause schon hinter sich gelassen und brauchen kein Verhütungsmittel mehr. Sollten Sie jedoch noch Regelblutungen gehabt haben, als Sie mit HET anfingen, dann ist es unmöglich zu sagen, ob Sie die Menopause schon durchgemacht haben oder nicht, beziehungsweise ob die Möglichkeit noch besteht, schwanger zu werden oder nicht.

Der einzige Weg, dies herauszufinden, ist, die Einnahme von HET-Tabletten eine Weile zu stoppen und zu sehen, ob die Regel wieder einsetzt. Falls das nicht geschieht, können Sie recht sicher sein, dass Sie die Menopause schon hinter sich haben und keine Verhütungsmittel mehr brauchen. Wenn die Periode wieder einsetzt, ist dies ein Hinweis darauf, dass Sie noch einen Eisprung haben und schwanger werden können.

Können Hormone Depressionen auslösen? Kann es einen depressiv machen, wenn man die Pille oder HET-Tabletten nimmt?

Depressionen treten bei Frauen, die die Menopause durchmachen, häufig auf. Eine Hormonersatztherapie erfüllt wortwörtlich ihren Zweck: Sie ersetzt die Hormone, die durch die Menopause nicht mehr produziert werden, und schützt so vor den Symptomen und negativen Begleiterscheinungen der Wechseljahre wie Hitzewallungen, unregelmäßige Menstruation, Brustschmerzen, Mangel an Libido und auch Depressionen. Nach der Menopause führt der Mangel an weiblichen Hormonen auch zu Osteoporose, Herzinfarkten und Schlaganfällen.

Medikamente der HET unterscheiden sich in der Zusammensetzung und Stärke. Manchmal dauert es eine ganze Weile, bis man durch zahlreiches Ausprobieren und Wechseln das Medikament gefunden hat, das für einen das richtige ist.

13. Schwangerschaft und Babys

Was ist die beste Position, wenn man schwanger werden will? Gibt es Positionen, in denen man mit größerer Wahrscheinlichkeit schwanger wird als in anderen?

Ich kann mit gutem Gewissen sagen, dass zu dieser Frage zahllose Studien durchgeführt worden sind, mit dem Ergebnis, dass die Position absolut keinen Einfluss auf die Empfängnis hat. Sich hinterher auf den Kopf zu stellen, ist ebenfalls recht zwecklos. Schwanger zu werden hat eigentlich nur etwas mit dem Zeitpunkt zu tun. Sie müssen dafür sorgen, dass Sie Sex während der fruchtbaren Tage Ihres Zyklus haben, nämlich normalerweise zwischen dem 10. und 16. Tag, wenn Sie einen 28-Tage-Zyklus haben, von dem man normalerweise ausgeht. Gerechnet wird ab dem 1. Tag Ihrer letzten Periode. Ich denke, verschiedene Positionen auszuprobieren, schadet auf keinen Fall, denn das hilft, dass der Sex interessant bleibt!

Was ist eine ektope Schwangerschaft?

Bei einer ektopen Schwangerschaft entwickelt sich der Embryo außerhalb der Gebärmutter. In einer normalen Schwangerschaft wird eine Eizelle aus einem der beiden

Eierstöcke der Frau freigesetzt. Sie bewegt sich durch den Eileiter, der die Eierstöcke mit der Gebärmutter verbindet. Wird die Eizelle von einer Samenzelle befruchtet, nistet sie sich in die Schleimhaut der Gebärmutter ein, wo sie zu einem Embryo beziehungsweise Fötus heranwächst. Bei einer ektopen Schwangerschaft setzt sich die befruchtete Eizelle außerhalb der Gebärmutter fest, das ist bei den meisten ektopen Schwangerschaften einer der Eileiter. Viele dieser Schwangerschaften enden vorzeitig in einer Fehlgeburt, manchmal bekommt die Frau auch gar nicht mit, dass sie schwanger gewesen ist. In einigen Fällen kann aber der wachsende Embryo den Eileiter sprengen und ernste innere Blutungen auslösen.

Anzeichen für eine ektope Schwangerschaft sind Krämpfe, Blutungen und starke Schmerzen auf einer Seite des Unterleibs.

Ich habe gerade ein Kind bekommen, und mein Freund möchte gern wieder mit mir schlafen, aber mir tut noch alles weh, und ich habe keine Lust. Ist es unbedenklich, bald nach der Geburt wieder Sex zu haben?

Ich rate meinen Patientinnen immer, mit dem Sex auf alle Fälle bis zu der Untersuchung nach der Geburt zu warten, die circa sechs Wochen nach der Niederkunft durchgeführt wird. Wenn Sie genäht werden mussten und Sie immer noch Schmer-

Wussten Sie, dass …
Dienstag der beliebteste Tag bei Neugeborenen ist, das Licht der Welt zu erblicken?

zen haben, dann sind Sie noch nicht so weit. Bitte benutzen Sie extra viel Gleitmittel, wenn Sie anfangen, wieder Sex zu haben. Erwarten Sie nicht, dass dann alles wieder so ist wie vorher, denn mit Sicherheit verändert eine Geburt die Sexualität. Sie machen hormonelle Veränderungen und emotionalen Stress durch, und nur wenige Frauen finden sich nach einer Geburt sexy. Es kann sechs Monate oder länger dauern, bis sich das alles zurechtgerückt hat. Richten Sie sich darauf ein und sagen Sie Ihrem Freund, er solle Geduld haben.

Wie kann ich sicherstellen, dass mein Kind nicht am plötzlichen Kindstod stirbt? Mir graut vor diesem Gedanken.

Der plötzliche Kindstod ist der plötzliche und unerwartete Tod eines Kleinkinds. Um 90 Prozent der Fälle plötzlichen Kindstods treten bei Kindern unter sechs Monaten auf. Obwohl nicht sicher feststeht, was für den Tod verantwortlich ist, gibt es einige Vorsichtsmaßnahmen, die Sie ergreifen können, um das Risiko zu minimieren. Rauchen Sie niemals in Anwesenheit Ihres Kindes, das betrifft auch den Vater und alle Personen, die in Ihrem Haushalt leben. Das gilt auch, wenn Sie ausgehen, etwa in ein Café oder Restaurant. Legen Sie das Baby zum Schlafen auf den Rücken, nicht auf den Bauch oder auf die Seite. Achten Sie darauf, dass ihm nicht zu warm wird. Wenn möglich, stillen Sie Ihr Baby. Es ist okay, ihm zum Einschlafen einen Schnuller zu geben, es macht nichts, wenn der im Schlaf herausfällt.

Legen Sie Ihr Baby in den ersten sechs Monaten in einem Bettchen in Ihrem Schlafzimmer schlafen, das ist der sicherste Ort. Eine Studie konnte belegen, dass über die Hälfte (52 Prozent) der Fälle von plötzlichem Kindstod hätte vermieden werden können, wenn die Kinder im Schlafzimmer der Eltern, nicht in ihrem Bett, geschlafen hätten.

Was ist Beckenbodentraining? Meine Hebamme riet mir, damit anzufangen.

Die Beckenbodenmuskeln befinden sich zwischen Ihren Beinen, sie verbinden vorn das Schambein mit dem Steißbein hinten. Sie haben die Form einer Schlaufe und halten die Blase und Harnröhre an Ort und Stelle. Außerdem dienen sie der Kontrolle über die Blase und werden beim Urinieren gebraucht. Mit dem Alter werden die Beckenbodenmuskeln schwächer. Frauen mit mehreren Kindern werden möglicherweise feststellen, dass ihre Beckenbodenmuskeln ebenfalls nicht mehr so stark sind, was zu Inkontinenz (man kann nicht mehr kontrollieren, wann man Urin abgibt) und geminderter Sensibilität während des Sex führen kann. Beckenbodentraining kann sowohl Männern als auch Frauen helfen, diese Muskeln zu stärken.

Sie spüren die Beckenbodenmuskeln, wenn Sie auf Toilette sind und den

Wussten Sie, dass …

Babys bei der Geburt 300 Knochen haben, aber Erwachsene später nur 206? Viele der Knochen bei Kindern bestehen noch aus verschiedenen Abschnitten, die erst später zusammenwachsen, wie beispielsweise der Schädel. Dadurch ist es für das Baby leichter, den Geburtskanal zu passieren. Während sich das Kind entwickelt, verhärten sich die Knochen und wachsen zusammen.

Urinstrahl aufhalten. Um diese Muskeln zu stärken, setzen Sie sich bequem hin und spannen die Muskeln 10- bis 15-mal hintereinander an. Vermeiden Sie, dabei die Luft anzuhalten, den Bauch einzuziehen oder die Po- und Oberschenkelmuskulatur anzuspannen. Wenn Sie ein wenig geübter sind, können Sie versuchen, jede Anspannung einige Sekunden lang zu halten. Steigern Sie die Anzahl der Übungen jede Woche. Aber achten Sie darauf, dass Sie es nicht übertreiben, und machen Sie eine Pause nach jeder Anspannung.

Nach einigen Monaten sollten Sie Erfolge verzeichnen. Die Inkontinenz sollte sich gebessert haben, ebenso wie Ihre Empfindsamkeit während des Sex. Auch wenn sich Besserung eingestellt hat, sollten Sie mit den Übungen fortfahren.

Wie viele Kaiserschnitte kann man haben?

Es gibt keine Begrenzung der Anzahl von Kaiserschnitten, die man haben kann. Allerdings steigt das Risiko für Komplikationen während der Schwangerschaft und bei der Geburt, wenn Sie schon einen oder mehrere Kaiserschnitte gehabt haben. Grund dafür ist, dass ein Kaiserschnitt eine Narbe in der Gebärmutter hinterlässt. Doch wird auch bei mehreren Kaiserschnitten das Risiko nicht notwendigerweise größer. Zu den Komplikationen gehören *Placenta praevia*, eine Fehllage der Plazenta, wenn die Plazenta des Babys sich in der Nähe des Gebärmutterhalses oder davor setzt, und *Placenta accreta*, wenn die Plazenta des Kindes in die Gebärmutterschleimhaut oder -muskulatur hineinwächst. Beide Situationen vergrößern das Komplikationsrisiko während der Geburt für starke Blutungen, Schock und in Notfällen das operative Entfernen der Gebärmutter.

Hatten Sie bereits einen oder mehrere Kaiserschnitte, kann es sein, dass Sie nicht mehr auf natürlichem Wege entbinden können. Das liegt daran, dass die Gebärmutter entlang der Narben von vorherigen Kaiserschnitten bei einer normalen Geburt reißen könnte (Uterusruptur).

Hatten Sie bereits einen Kaiserschnitt, sollte der entbindende Arzt darauf vorbereitet sein, im Notfall einen Kaiserschnitt durchzuführen.

Warum gibt es die Impfungen gegen Masern, Mumps und Röteln nicht einzeln?

Die Impfung gegen Masern, Mumps und Röteln (MMR) enthält drei Impfstoffe in einer Injektion und schützt Kinder gegen besagte Krankheiten. Unabhängige Experten, u. a. die Weltgesundheitsorganisation und das britische Gesundheitsministerium, stimmen darin überein, dass es ratsam ist, diese eine Impfung statt drei getrennter Impfungen vorzunehmen. Es gibt keine Belege dafür, dass einzelne Impfungen sicherer sind. Wenn Sie Ihr Kind gegen die Erreger einzeln impfen lassen, besteht die Gefahr, dass es an den anderen erkrankt, bevor es gegen diese geimpft worden ist. Da die MMR der sicherste und effektivste Schutz für Kinder gegen Masern, Mumps und Röteln ist, werden die Impfungen nicht separat angeboten.

Die MMR wurde aufgrund eines Berichtes hinterfragt, der die MMR-Impfung mit Autismus und/oder chronisch-entzündlichen Darmerkrankungen in Zusammenhang brachte. Doch zahlreiche Untersuchungen konnten diesen Vorwurf nicht bestätigen, sondern stellten fest, dass die ursprüngliche Studie schwere Nachlässigkeiten, sowohl was ihre Methoden als auch ihre Vorgehensweise in ethischer Hinsicht anging, aufwies.

Wann sollte ich anfangen, meinem Baby feste Nahrung zu geben, und was füttere ich?

In den ersten sechs Monaten enthält die Muttermilch und/oder Babymilch all die Nährstoffe und Flüssigkeit, die Ihr Kind braucht. Das Gesundheitsministerium empfiehlt, mit fester Nahrung erst zu beginnen, wenn Kinder vier bis sechs Monate oder älter sind. Auch sollten Sie nach sechs Monaten weiter stillen beziehungsweise Ersatzmilch neben anderer Nahrung geben, bis Ihr Kind zwei Jahre oder älter ist.

Sie sollten Ihrem Kind weiche oder flüssige Nahrung geben, während Sie abstillen, weil es noch nicht kauen kann. Beginnen Sie mit Babyreis, gekochtem und püriertem Gemüse, beispielsweise Möhren, Butternusskürbis oder Avocado, und Obst wie Bananen oder Apfelmus. Wenn das Kind älter ist, können Sie langsam anfangen, es mit festeren Lebensmitteln zu füttern. Dazu gehören stückige Pürees, Reiscracker oder Brotsticks, so lernen Babys auch zu kauen. Fleisch, Fisch, Hülsenfrüchte und Milchprodukte sind gute Lieferanten für

Eisen und Proteine und unterstützen das Wachstum und die Entwicklung Ihres Kindes.

Industriell hergestellte Babykost ist praktisch, und Sie können sie vielleicht hin und wieder kaufen. Jedoch sollte es nicht der Regelfall sein. Wann immer möglich, sollten Sie Ihr Kind mit frisch gekochtem Essen füttern. Selbstgekochtes ist kostengünstig, und Sie wissen genau, was drinsteckt. Vermeiden Sie für Ihr Baby Kost, die Gluten, Salz, Schalentiere, Nüsse und Honig enthält.

Mein Sohn wurde mit einer Erkrankung namens Hypospadie geboren. Er muss operiert werden, was ich aber nicht vollkommen verstehe. Können Sie mir erklären, warum das sein muss und was bei der Operation geschieht?

Hypospadie ist die am häufigsten auftretende Missbildung der Genitalien bei Neugeborenen, und sie ist vererbbar. Bei dieser Erkrankung liegt nichts weiter vor, als dass die Öffnung der Harnröhre, durch die Urin abgegeben wird, nicht am Ende oder an der Spitze des Penis liegt, sondern am Schaft. In 90 Prozent der Fälle ist diese Abweichung nicht schlimm, und die Öffnung befindet sich ungefähr dort, wo sie eigentlich hingehört. Bei dem chirurgischen Eingriff wird dieser Defekt korrigiert, und die Mündung der Harnröhre wird an die Spitze des Penis gelegt. Normalerweise wird die Operation durchgeführt, wenn das Kind ein Jahr alt ist.

Meine Tochter ist zwei Wochen alt und scheint Milch zu geben! Aus ihren Brustwarzen tritt weiße Flüssigkeit aus, was mir wirklich Sorgen macht. Ist sie vielleicht furchtbar krank?

Nein, was Sie beschreiben, klingt recht eindeutig, aber es kann eine Mutter sehr wohl beunruhigen. Sie haben recht, wenn Sie den Eindruck haben, dass Ihre Tochter Milch produziert, genau das trifft auch zu. In den weniger aufgeklärten Jahrhunderten wurde das Sekret »Hexenmilch« genannt. Es basiert einfach auf den Hormonen der Mutter, die das Kind zum Zeitpunkt der Geburt mit beeinflussen, oder auf der Muttermilch. Die Produktion von Milch kann auch bei Jungen auftreten und hat keinen schädlichen Einfluss auf die Gesundheit des Kindes. Sie brauchen nichts zu tun, denn die Milchproduktion stellt sich innerhalb weniger Wochen wieder ein. Interessanterweise kann jede Frau und jeder Mann zeit ihres Lebens Milch produzieren, wenn sie den richtigen Hormoncocktail verabreicht bekommen.

Wusssten Sie, dass …
der Kopf eines Babys ein Viertel seiner gesamten Körpergröße ausmacht? Im Alter von 25 Jahren macht er nur noch ein Achtel des Körpers aus. Unser Kopf, wächst nicht in der Weise, wie es der Rest des Körpers tut: Sowohl Beine als auch Torso gehen in die Länge, nur der Kopf nicht.

Seit kurzem weiß ich, dass ich schwanger bin. Ich bin durchtrainiert und mache viermal in der Woche eingehend Sport, hebe Gewichte und mache Ausdauertraining. Kann ich mein Sportprogramm während meiner Schwangerschaft weiterbetreiben, oder ist das gefährlich? Außerdem wurde mir gesagt, dass ich weder Rad fahren noch Muskeltraining für den Bauch machen sollte, stimmt das?

Ich glaube, hier ist am besten »gesunder Menschenverstand« angebracht. Auch wenn es nur wenige Belege dafür gibt, dass Fehlgeburten mit Sport in Verbindung zu bringen sind, sollten Sie ein wenig langsamer machen, um Ihrem Körper die Chance zu geben, sich an die einschneidenden Veränderungen zu gewöhnen, die er während einer Schwangerschaft durchmacht. Sport wie Schwimmen, langsames Joggen und leichtes Gewichtheben sollte nichts ausmachen, wenn Sie sich genügend ausruhen und gesund ernähren.

Radfahren ist kein Problem, solange es nicht zu anstrengend ist, und vorsichtiges Bauchmuskeltraining ist ebenfalls in Ordnung, vorausgesetzt, Sie fühlen sich wohl dabei.

Ich habe schon länger versucht, schwanger zu werden, jetzt kommt meine Regel zu spät. Ich werde bald einen Langstreckenflug machen und möchte wissen, ob es unbedenklich ist und ob die Strahlung beim Flug meiner Schwangerschaft schaden kann.

Bei einer unkomplizierten Schwangerschaft spricht nichts gegen das Fliegen, solange Sie und das Baby vor dem Flug gesund sind. Dann sollte die Reise keine bedeutende Gefahr für die Gesundheit darstellen.

Die meisten Studien zum Thema Schwangerschaft und Fliegen sind an Stewardessen durchgeführt worden. Eine Untersuchung konnte belegen, dass es einen geringen Anstieg von Fehlgeburten in den ersten drei Schwangerschaftsmonaten gab. Dies galt jedoch für die Stewardessen, die viel gearbeitet hatten, das heißt durchschnittlich 74 Stunden im Monat geflogen waren.

Aufgrund der in einigen Studien nachgewiesenen erhöhten Strahlung während des Fluges und der damit einhergehenden leichten Probleme sind Bedenken laut geworden, die sich allerdings hauptsächlich auf Langstrecken-Vielflieger bezogen. In Ihrem Fall ist es unwahrscheinlich, dass sich ein einzelner Flug negativ auf Ihre Schwangerschaft auswirken sollte.

Wussten Sie, dass …
in der Schwangerschaft die Gebärmutter einer normalen Frau bis zu 500-mal größer wird?

Die einzigen Einschränkungen gelten für Frauen in der fortgeschrittenen Schwangerschaft. Einige Fluglinien lassen Schwangere nach der 36. Woche nicht mitreisen, um eine Geburt auf dem Flug zu vermeiden.

Top 9 der faszinierenden Fähigkeiten des Menschen

1. Personen mit dem super Geschmack

Sie haben einen überaus feinen Geschmackssinn aufgrund ihrer extra Geschmacksknospen auf der Zunge. Von den fünf Geschmackssorten (süß, sauer, salzig, bitter und umami, man könnte »wohlschmeckend« oder auch herzhaft sagen) nehmen diese Menschen die Note bitter am deutlichsten wahr. Daher mögen sie meistens bittere Nahrungsmittel wie Rosenkohl, Kohl, Kaffee und Grapefruitsaft nicht.

2. Perfektes Gehör

Menschen mit dem perfekten Gehör sind in der Lage, eine Note zu erkennen und zu reproduzieren, ohne den Zusammenhang zu kennen. Mit anderen Worten, sie können sich an verschiedene Töne erinnern und sie tatsächlich anstimmen. Die Meinungen gehen auseinander, ob das perfekte Gehör genetisch veranlagt oder erlernt ist. Ungefähr 3 Prozent der Bevölkerung in den USA und Europa verfügen über das perfekte Gehör, bei Musikern liegt der Prozentsatz bei 8. Beeindruckend ist die Tatsache, dass der Anteil von Menschen mit dem perfekten Gehör in japanischen Musikkonservatorien bei 70 Prozent liegt. Diese Fähigkeit ist weiter verbreitet bei Menschen, die von Geburt an blind sind oder unter Autismus leiden.

3. Tetrachromasie

Tetrachromasie ist die Fähigkeit, Licht mittels vier Farbrezeptoren wahrzunehmen. Echte Tetrachromasie kommt bei Menschen sehr selten vor, bisher sollen angeblich nur zwei echte Tetrachromaten entdeckt worden sein. Menschen sind normalerweise Trichromaten, sie haben drei verschiedene Zapfenzellen im Auge, die das Licht entweder aus dem roten, grünen oder blauen Teil des Farbspektrums wahrnehmen.

Tetrachromaten verfügen über eine extra Zapfenzelle, die Licht zwischen rot und grün (etwa orangefarben) wahrnimmt und ihnen erlaubt, einen weitaus größeren Bereich des Spektrums zu erkennen. Interessanterweise könnte die Farbenblindheit bei Männern von Müttern mit Tetrachromasie vererbt werden.

4. Echoortung

Im Dunkeln orientieren sich Fledermäuse durch Echoortung. Sie geben Töne ab, anhand deren Widerhall sie erkennen können, wie weit entfernt ein Objekt ist. Erstaunlicherweise sind auch Menschen in der Lage, sich mithilfe von Schallwellen zu orientieren. Blinde können diese Fähigkeit zum Beispiel erlernen, obgleich das viel Zeit und eine erhöhte Sensibilität erfordert.

5. Genetische Chimäre

In seinem großen Werk Ilias beschreibt Homer ein Lebewesen, das Körperteile verschiedener Tiere hat: die Chimäre, die auch den medizinischen Begriff geprägt hat. Genetische Chimären beim Menschen entstehen, wenn zwei befruchtete Eizellen oder Embryonen früh in der Schwangerschaft verschmelzen. Jede trägt die Kopie der Eltern-ONS in sich und hat daher ihr eigenes genetisches Profil. Wenn sich die Eizellen verbinden, behält jeder Zellsatz seine eigenen genetischen Anlagen, sodass der neu entstandene Körper eine Mischung von beiden ist. Erstaunlicherweise ist eine menschliche Chimäre ihr eigener Zwilling! Chimären verfügen außerdem über ein Immunsystem, das beide Sätze der genetischen Anlagen toleriert. Sollte eine Chimäre ein Transplantationsorgan benötigen, könnte sie daher Organe von einer größeren Auswahl an Spendern erhalten.

6. Synästhesie

Synästhesie bedeutet, bestimmte Sinneswahrnehmungen auf ungewöhnliche Weise zu erleben, beispielsweise Zahlen oder Buchstaben mit bestimmten Farben zu assoziieren oder beim Hören eines Wortes einen besonderen Geschmack im Mund zu haben. Häufig wird dieses Phänomen vererbt. Am weitesten verbreitet ist eine mit Schrift zusammenhängende Form, die von Buchstaben, Zahlen oder anderen Symbolen ausgelöst wird. Andere Synästhetiker machen vergleichbare Erfahrungen mit speziellen Abfolgen, in denen Daten einen bestimmten Ort im Raum einnehmen, mit Ziffern, denen eine Persönlichkeit zugeordnet wird, oder mit Geräuschen und Farben, wobei Töne als Farben erscheinen. Untersuchungen zufolge ist bei einem von 23 Menschen eine Form von Synästhesie nachweisbar.

7. Kopfrechner

Während es viele Menschen gibt, die die Fähigkeit trainiert haben, große Zahlen im Kopf extrem schnell zu rechnen, ist dieses Phänomen bei Autisten mit Inselbegabung, Autistic Savants, beeindruckend. Sie können im Kopf extrem komplexe Berechnungen anstellen. Es gibt weltweit weniger als 100 anerkannte Savants mit dieser Begabung, noch weniger Betroffene sind in der Lage, Rechenarten im Kopf zu benutzen. In Untersuchungen wurde festgestellt, dass die Blutzirkulation in ihrem Gehirn, in dem Bereich, der für mathematische Kalkulationen zuständig ist, sechs- bis siebenmal intensiver ist als beim durchschnittlichen Menschen.

8. Eidetisches Gedächtnis

Menschen, die ein eidetisches oder auch fotografisches beziehungsweise absolutes Gedächtnis haben, können sich an Geräusche, Bilder oder Objekte mit extremer Genauigkeit erinnern, zum Beispiel der Mann, der aus dem Gedächtnis die ersten 100 000 Stellen der Zahl Pi aufsagen konnte, oder der Mensch, der 12 000 Bücher nacherzählen konnte und die Vorlage für die Figur Raymond Babbitt in dem Film Rain Man war. Trotz anderslautender Versprechen einiger Internet-Kurse kann man durch Übung nicht zum Eidetiker werden.

9. Unsterbliche Zellen

Es ist nur ein einziger Fall bekannt, in dem ein Mensch unsterbliche Zellen hatte beziehungsweise dessen Zellen sich außerhalb des Körpers unendlich weitervermehren konnten. Im Jahr 1951 starb Henrietta Lacks im Alter von 31 Jahren an Gebärmutterhalskrebs. Ein Chirurg entnahm dem Tumor eine Gewebeprobe, deren Zellen sich in einer permanenten Zell-Linie namens HeLa vermehrten. Diese Zellen verfügen über eine aktive Version des Telomerase-Enzyms, das für die Reparatur und den Alterungsprozess von Zellen zuständig ist, und vermehren sich darüber hinaus anormal schnell. HeLa-Zellen wurden von Jonas Salk für die Entwicklung des Impfstoffes gegen Kinderlähmung genutzt und werden seither für die Erforschung von Krebs, Aids, der Auswirkungen von Strahlung und Giftstoffen verwendet, ebenso für die Zuordnung von Genen. Interessanterweise gibt es heutzutage mehr HeLa-Zellen als zu der Zeit, als Henrietta Lacks noch am Leben war.

Stimmt es, dass man im Schambereich Krampfadern bekommen kann? Ich bin schwanger und habe manchmal Schmerzen in der Region. Laut meinem Arzt können sie auf die Venen zurückzuführen sein.

In der Scham Krampfadern zu bekommen ist möglich, und sie können unter Umständen starke Schmerzen und Reizungen hervorrufen. Bei fortschreitender Schwangerschaft treten sie häufiger auf. Gebildet werden sie durch einen ähnlichen Vorgang wie Krampfadern in den Beinen, doch in diesem Fall behindert die vergrößerte Gebärmutter den Rückfluss des Blutes zum Herzen. Durch den verstärkten Druck auf die Venen können Schädigungen entstehen, die zu Krampfadern führen können. Der Körper kann mühelos ohne diese Venen auskommen, da es in tieferen Schichten Gefäße gibt, die ihre Arbeit übernehmen, allerdings sind Krampfadern unschön und häufig störend.

Schwellungen des Schambereichs und eine verstärkte Durchblutung der Region gehören zur Schwangerschaft dazu und sind möglicherweise der Grund für Ihre Schmerzen. Es könnte sich allerdings auch um eine normale Infektion wie Kandidose handeln. Beides sollte verschwinden, sobald das Kind geboren ist.

Wie schnell kann ich einen Schwangerschaftstest machen?

Schwangerschaftstests weisen das Schwangerschaftshormon humanes Choriongonadotropin (hCG) nach. In den frühen Stadien einer Schwangerschaft steigt die Menge an hCG im Körper sprunghaft an, was in einem Urintest auch zu Hause nachgewiesen werden kann. Der Test funktioniert ab dem Tag, an dem Ihre Regel hätte einsetzen sollen. Zählen Sie die Tage von dem ersten Tag Ihrer letzten Regelblutung bis zum Beginn der nächsten Periode, um die Dauer Ihres normalen Zyklus herauszufinden. Sollten Sie nicht wissen, wann Ihre nächste Periode einsetzen sollte, warten Sie mindestens 19 Tage mit dem Test, nachdem Sie ungeschützten Geschlechtsverkehr hatten. Wenn der Test negativ ausfällt, Sie sich dennoch nicht sicher sind, wiederholen Sie den Test nach drei Tagen. Vielleicht sind Sie später schwanger geworden als gedacht, und es existierte noch nicht genügend hCG in Ihrem Urin, um beim ersten Durchlauf nachgewiesen zu werden.

Es gibt aber auch andere Hinweise auf eine mögliche Schwangerschaft. Bestimmte Symptome wie vergrößerte Brüste und ein Jucken, Übelkeit, Schwindel, ein metallischer Geschmack im Mund und das Gefühl, dass die Regel bald einsetzen wird, sind typisch für das frühe Stadium einer Schwangerschaft, wobei nicht alle Frauen diese Beschwerden haben.

Wie lange dauert es normalerweise, bis man schwanger wird?

Man kann nicht genau sagen, wie lange ein Paar darauf warten muss, ein Kind zu zeugen, da verschiedene Faktoren wie Alter, allgemeiner Gesundheitszustand und Zeugungsfähigkeit sowie der Zeitpunkt, an dem Sie

Geschlechtsverkehr haben, eine Rolle spielen. Einige Frauen werden schon im ersten Monat schwanger, während andere Paare sich länger gedulden müssen. Im Allgemeinen werden Ärzte Ihre Zeugungsfähigkeit erst dann testen, wenn Sie schon länger als ein Jahr vergeblich versuchen, ein Kind zu bekommen. Bei ungefähr neun von zehn Paaren passiert das innerhalb eines Jahres, und bei ungefähr der Hälfte der Fälle, bei denen es im ersten Jahr nicht klappte, gelingt es im darauffolgenden Jahr.

Wussten Sie, dass …
Babys viel schneller als Erwachsene atmen? Während Erwachsene in der Minute 15- bis 20-mal Luft holen, atmen kleine Kinder 30- bis 50-mal.

Bei einer Frau zwischen 20 und 25 Jahren besteht bei jedem Zyklus eine 25-prozentige Chance, schwanger zu werden. Bei einer Frau zwischen 30 und 35 Jahren liegt sie bei 15 Prozent. Normalerweise brauchen Paare in den Zwanzigern durchschnittlich fünf Zyklen, um ein Kind zu zeugen, bei einem Paar in den Dreißigern sind es ungefähr neun Monate.

Eine Hebamme sagte mir, dass Babys bei der Geburt alle dieselbe Augenfarbe haben. Kann das stimmen?

Das trifft zu. Alle Babys haben bei der Geburt blaue Augen. Zwar bestimmen die Gene der Eltern die Augenfarbe des Kindes, aber bei der Geburt sind sie zunächst blau. Der Grund dafür ist der Pigmentstoff Melanin, der sich bei Neugeborenen noch nicht vollständig abgelagert hat oder durch die Einstrahlung von UV-Licht dunkler wird und dann die wahre Augenfarbe des Kindes sichtbar macht.

Ist es gefährlich, während der Schwangerschaft an Grippe zu erkranken? Grippefälle gibt es häufig, und wegen der Schweinegrippe mache ich mir Sorgen.

Grippe wird von einem Virus hervorgerufen, das verschiedene Erregerstämme hat und in unterschiedlichen Schweregraden auftritt. Einige Erreger können durch die Gebärmutter das Kind im Mutterleib infizieren, was auch für Röteln und Windpocken gilt, doch Grippeviren gehören nicht dazu. Bei einer Grippe fühlen *Sie* sich vielleicht schwach, aber sie hat keinen Einfluss auf das Baby. Sollten Sie sich anstecken, nehmen Sie Paracetamol und ruhen Sie sich aus. Vermeiden Sie Aspirin, das sich auf das Herz und das Kreislaufsystem des Fötus negativ auswirken kann. Ich würde Ihnen raten, immer einen Arzt aufzusuchen, wenn Sie während der Schwangerschaft unerwartet hohes Fieber bekommen. Bestimmte Bakterien wie beispielsweise Listerien können zu einer Fehl- oder Frühgeburt führen und sollten mit Antibiotika behandelt werden.

Warum ist Schwangeren morgens übel? Mir ist den ganzen Tag über schlecht, und ich glaube, ich ertrage es einfach nicht länger. Was soll ich tun?

Morgendliche Übelkeit tritt meistens in den ersten drei Schwangerschaftsmonaten auf. Der genaue Grund ist unbekannt, aber man geht davon aus, dass sie vom ansteigenden Spiegel an humanem Choriongonadotropin (hCG) ausgelöst wird, das in großen Mengen bis zur 12.

bis 14. Schwangerschaftswoche vom Körper produziert wird. Andere Hormone wie Östrogen und Thyroxin können auch für die Beschwerden verantwortlich sein. Ich kann Ihnen versichern, dass die meisten Frauen nach der 12. Woche allerdings wieder beschwerdefrei sind.

Wenn Sie müdc, hungrig oder gestresst sind, wird die Übelkeit schlimmer. Wenn Sie Mehrlinge erwarten, produziert Ihr Körper mehr Schwangerschaftshormone, und die Übelkeit kann daher stärker sein.

»Morgendliche Übelkeit« ist wahrscheinlich die am weitesten verbreitete Begleiterscheinung einer Schwangerschaft, allerdings ist der Begriff »morgendlich« irreführend, denn die meisten Frauen leiden auch tagsüber oder abends darunter. Eine sehr schwerwiegende Form ist das *Hyperemesis gravidarum*, bei dem sich Betroffene mehrmals am Tag übergeben müssen und weder trinken noch essen können, ohne zu erbrechen. Im Ernstfall muss das im Krankenhaus behandelt werden.

Weil die Übelkeit solch ein normaler Bestandteil einer Schwangerschaft ist, gibt es kaum Mittel dagegen. Stellen Sie sicher, dass Sie sich genügend ausruhen und Stress vermeiden, und versuchen Sie, mehrere kleine Mahlzeiten zu sich zu nehmen. Finden Sie heraus, welche Lebensmittel Sie gut vertragen und welche nicht. Vergessen Sie nicht, viel zu trinken. Nahrungsmittel, die viel Vitamin B6 enthalten, oder hochwertige Nahrungsergänzungsmittel mit diesem Vitamin-Komplex sollten helfen. Einer Studie zufolge hilft eine Nahrungsergänzung mit Vitamin B6 dabei, Übelkeit in der Schwangerschaft zu mindern, auch wenn sie keinen Einfluss auf das Erbrechen hat. Die britische Behörde für Lebensmittelsicherheit empfiehlt, täglich nicht mehr als 10 Milligramm Vitamin B6 als Nahrungsergänzung zu sich zu nehmen. Ingwer, Pfefferminze, Zitronenmelisse und Kamillentee sollen ebenfalls helfen.

Schwangerschafts-Tipps

1. Hören Sie auf zu rauchen! Hören Sie auf, bevor Sie schwanger werden, und belassen Sie es dabei. Rauchen hat keinerlei Vorteile und kann viele Probleme hervorrufen.

2. Trinken Sie maximal eine oder zwei Einheiten Alkohol ein- oder zweimal die Woche. Ich würde Frauen raten, in den ersten drei Schwangerschaftsmonaten überhaupt keinen Alkohol zu trinken, da es das Risiko einer Fehlgeburt erhöht.

3. Ernähren Sie sich ausgewogen und essen Sie viel Obst und Gemüse.

4. Nehmen Sie ein Nahrungsergänzungsmittel mit Folsäure ein, und zwar, bevor Sie schwanger werden wollen und bis zur 12. Schwangerschaftswoche.

5. Verzichten Sie auf Nahrungsergänzungsmittel mit Vitamin A, weil sie Ihrem Baby schaden könnten.

6. Vermeiden Sie Leber (zum Beispiel in Pastete), reifen Weichkäse und rohe Eier.

14. Kuriositäten

Warum werden Hände und Füße schrumpelig beim Baden, aber der Rest des Körpers nicht?

Die obere Schicht unserer Haut, die Epidermis, produziert eine ölige Substanz, Sebum oder Talg. Sie schützt die Haut vor Nässe, aber nach einiger Zeit unter Wasser wird das Sebum abgewaschen, und die Haut beginnt, Wasser aufzunehmen. Dadurch dehnt sich die Epidermis aus und bekommt eine größere Oberfläche. Da die Epidermis mit der unteren Hautschicht verbunden ist, wirft sie Falten, um die größere Oberfläche auszugleichen. Weil man an den Händen und Füßen weniger Platz hat, scheint die Haut sich stärker zu falten. Am Rest des Körpers fällt das nicht so auf, weil dort die Haut besser mit der Anschwellung umgehen kann.

Kann man wirklich schlechter sehen und bekommt man rechteckige Augen, wenn man zu nah vor dem Fernseher sitzt?

Dieser Mythos hält sich sehr hartnäckig. Nahe am TV-Gerät zu sitzen führt nicht dazu, dass man schlechter sieht. Sitzt man aber näher als 1,5 Meter von der Mattscheibe entfernt, kann das die Augenmuskulatur ermüden, die für die Fokussierung der Linse zuständig ist. Das führt dazu, dass sich die Augen anstrengen und zu brennen und tränen anfangen. Stellen Sie sicher, dass Sie mehr als 1,5 Meter vom Fernseher entfernt sitzen und der Raum hell genug ist. Gönnen Sie Ihren Augen eine Pause, indem Sie bei Werbung woanders hinschauen, damit keine langfristigen Schäden entstehen.

Was ist Farbenblindheit?

Farbenblindheit ist die eingeschränkte Fähigkeit, zwischen bestimmten Farben zu unterscheiden. Normalerweise wird sie vererbt und tritt häufiger bei Männern auf; von 20 ist ungefähr einer davon betroffen. Bei Frauen ist es eine von circa 200. Das liegt daran, dass sich das betroffene Gen auf dem X-Chromosom befindet. Männer haben nur ein X-Chromosom, während Frauen zwei haben, was die Wahrscheinlichkeit reduziert, zwei dieser fehlerhaften Gene zu besitzen.

Wusssten Sie, dass …
je kühler es im Schlafzimmer ist, desto wahrscheinlicher es ist, dass Sie schlecht träumen? Wissenschaftler haben noch nicht ganz herausfinden können, woran das liegt, aber wenn Sie auf Albträume verzichten möchten, machen Sie es sich nachts lieber ein wenig kuscheliger.

Die am weitesten verbreitete Form der Farbenblindheit ist das Unvermögen, zwischen Rot und Grün zu unterscheiden. Einige Männer können auch andere Farben nicht erkennen. Nur selten ist die gesamte Farbwahrnehmung geschädigt, sodass die Betroffenen nur schwarz-weiß sehen können.

Die Augennetzhaut hat Zellen, die Farben erkennen können, die Zapfen. Sie sorgen dafür, dass man Farben richtig sieht. Es gibt drei Arten Zapfenzellen, die rotes, blaues oder grünes Licht differenzieren können. Sind eine oder zwei dieser Zapfenarten missgebildet, ist der Betroffene farbenblind.

Manchmal entsteht Farbenblindheit aufgrund von Erkrankungen wie Makuladegeneration, bei der die Netzhaut geschädigt ist, oder als eine Nebenwirkung von bestimmten Medikamenten.

Farbenblindheit wird manchmal als leichte Unzulänglichkeit bewertet, aber in bestimmten Situationen haben Menschen, die darunter leiden, einen Vorteil vor Normalsichtigen. Nach einigen Studien können Farbenblinde bestimmte Farbtarnungen erkennen, was zu der Annahme führte, dass dies die evolutionäre Erklärung für die Häufigkeit der angeborenen Rot-Grün-Schwäche ist.

Mir wurde immer gesagt, dass, wenn man ein Kaugummi herunterschluckt, es sich sieben Jahre lang im Körper befindet. Stimmt das?

Nein. Wenn man es verschluckt, wird das Kaugummi einige Tage später mit dem Stuhlgang wieder ausgeschieden. Kaugummi wird nicht verdaut, und es braucht etwas länger als Nahrung, um abgeführt zu werden, die ungefähr innerhalb von 24 Stunden den Verdauungstrakt passiert. Nur wenn ein ganz kleines Kind einen riesigen Klumpen Kaugummi verschluckt, besteht die Gefahr, dass es zu einer Verstopfung der Verdauungsorgane kommt. In diesem Fall kann es viel länger dauern, bis das Kaugummi ausgeschieden wird, jedoch keinesfalls sieben Jahre. In schwerwiegenden Fällen kommt es zur Ausdehnung des Darmes, was zu starken Krämpfen führt und dann möglicherweise chirurgisch behandelt werden muss.

Warum gibt es so wenige Menschen, die Linkshänder sind? Beruht das auf einer Fehlfunktion im Gehirn?

Nur ungefähr 4 Prozent der Bevölkerung sind Linkshänder, und darunter sind mehr Männer als Frauen. In der Vergangenheit galten Linkshänder als merkwürdig, verschlagen und unbeholfen. Das englische Wort *sinister* für böse, unheimlich stammt vom lateinischen Begriff *sinistra* für links ab.

Wussten Sie, dass …
Rechtshänder in der Regel neun Jahre länger leben als Linkshänder? Das hat nicht unbedingt einen genetischen Hintergrund, sondern basiert hauptsächlich auf der Tatsache, dass die meisten Maschinen und Werkzeuge des täglichen Gebrauchs für Rechtshänder konzipiert sind. Für Linkshänder stellen sie eine Gefahr dar und verursachen jährlich Tausende von Unfällen und Todesfällen.

Heutzutage sind sich die meisten Wissenschaftler darüber einig, dass die Tatsache, welcher Hand der Vorzug gegeben wird, auf biologischen und sehr wahrscheinlich auf genetischen Gründen beruht.

Die beiden am weitesten akzeptierten Theorien besagen, dass die natürliche Auswahl zum größten Teil Individuen hervorgebracht hat, bei denen die Kontrolle über Laute und Sprache in der linken Hemisphäre des Gehirns verankert ist. Da die linke Gehirnhälfte ebenso für die Bewegung der rechten Hand und damit auch in besonderem Maße für die Bewegungen, die geschriebene Sprache produzieren, zuständig ist, haben Jahrtausende Evolution eine Population hervorgebracht, in der Menschen vorwiegend die linke Hemisphäre für Laute beziehungsweise Sprache und die rechte Hand nutzen.

Die Idee der Präferenz einer bestimmten Hand ist insofern faszinierend, weil sie von äußeren kulturellen und gesellschaftlichen Faktoren beeinflusst werden kann. Darüber hinaus scheint diese Präferenz nur Menschen eigen zu sein, bei Tieren kommt dieses Phänomen nicht vor.

Während es begründete Belege dafür gibt, dass Linkshänder auch mit Schwierigkeiten beim Lesen, mit Stottern und schwach ausgebildeter Koordination zu kämpfen haben, basieren einige dieser Probleme darauf, dass in der Vergangenheit viele Linkshänder dazu gezwungen wurden, ihre weniger gut koordinierte rechte Hand zu benutzen. In der Tat gibt es eine beeindruckende Liste von Führungspersönlichkeiten, Künstlern und Sportlern, die Linkshänder waren und sind: Queen Victoria, Harry Truman, Michelangelo, Leonardo da Vinci, Paul McCartney, Judy Garland und Pablo Picasso.

Wie man so schön sagt, sind vielleicht Linkshänder die einzigen Leute, die ganz recht im Kopf sind? Nur fürs Protokoll: Ich bin auch Linkshänder.

Was ist das beste Mittel gegen einen Kater?

Es gibt keinen wissenschaftlichen Nachweis für eine Methode oder ein effektives Heilmittel, um einen Kater zu vermeiden, auch wenn es sowohl in der klassischen wie auch in der alternativen Medizin viele dahin gehende Versuche gegeben hat. Als Faustregel gilt, dass dunkler Alkohol den Kater verschlimmert. Also verursachen Wodka und Gin am nächsten Tag nicht so schlimme Nachwirkungen wie Brandy oder Whisky. Jeglicher Alkohol entzieht dem Körper Flüssigkeit, was alles nur noch schlimmer macht. Daher ist es ratsam, nach jedem Drink Wasser zu trinken.

Früher hat mir meine Mutter immer gesagt, dass ich nicht mit nassen Haaren ins Bett gehen soll, sonst bekäme ich einen Schnupfen. Bei kaltem Wetter sollte ich immer eine Mütze aufsetzen, weil wir über den Kopf am meisten Körperwärme verlieren. Stimmt das wirklich?

Über den Kopf wird nicht mehr Wärme abgegeben als über andere unbedeckte Körperstellen auch. Dies lässt sich leicht mit einer Infrarotkamera nachweisen. Klamme Kleidung zu tragen und zu frieren verursacht noch keine Erkältung. Genauso wenig erkältet man sich, wenn man ohne Mantel hinausgeht oder mit nassen Haaren ins Bett geht. Erkältungen werden durch Viren verursacht, daher müssen Sie einem Virus ausgesetzt sein, um einen Schnupfen zu bekommen.

Wussten Sie, dass …

Menschen die einzigen Tiere sind, die aus emotionalen Gründen Tränen produzieren? Im Tierreich ist der Mensch die größte Heulsuse, er weint, weil er einen blöden Tag gehabt hat, jemanden, den er liebt, verloren hat oder sich einfach nicht gut fühlt.

Bekommt man Krämpfe, wenn man nach dem Essen schwimmen geht?

Dieses Märchen ist weit verbreitet. Niemand kann sagen, wann oder warum Eltern damit anfingen, ihren Kindern zu erzählen, sie sollten eine Stunde nach dem Essen warten, bevor sie schwimmen gehen. Anscheinend glaubte man, dass nach dem Essen alles verfügbare Blut für die Verdauung in den Magen strömen und somit für die Bewegung von Armen und Beinen fehlen würde, was in Krämpfen resultiere.

Es stimmt, dass das Blut in den Magen fließt, wenn wir eine große Mahlzeit eingenommen haben. Dort nimmt es Nährstoffe auf, womit weniger Blut zur Verfügung steht, um Sauerstoff zu verteilen und Abfallprodukte in andere Körperteile zu entsorgen. Allerdings haben wir genügend Blut, um alle Körperfunktionen auch nach einem Essen gut ausführen zu können. Ja, einige Leistungsschwimmer essen sogar direkt etwas vor dem Wettkampf, um für eine gute Leistung die nötige Energie zu haben.

Bekommt man wirklich Wundstarrkrampf, wenn man auf einen rostigen Nagel tritt?

Dieser Mythos stimmt zum Teil: Auf einen rostigen Nagel zu treten kann Wundstarrkrampf verursachen. Aber das gilt genauso für einen blitzsauberen Nagel, eine Nähnadel oder einen Kratzer von einem Tier.

Wundstarrkrampf wird von einem Bakterium namens *Clostridium tetani* verursacht, das normalerweise in Erde,

Staub und in Tierkot zu finden ist. Weil es in Mutterboden und Mist existiert, sind Menschen besonders gefährdet, die in der Landwirtschaft arbeiten und daher den Bakterien ausgesetzt sind. Manchmal haben Landwirte die Erreger sogar auf der Haut.

Solange *C. tetani* sich im Boden oder auf der Haut befinden, sind sie ungefährlich, weil sie sich nur in sauerstoffarmen Umgebungen vermehren können. Eine offene Wunde, wie sie beim Treten auf einen Nagel entsteht, kann diese Brutstätte bieten. Innerhalb der Wunde geben *C. tetani* ein Neurotoxin, Tetanospasmin, ab, das möglicherweise das zweitgiftigste Toxin nach Botulinumtoxin ist. Der Rost an sich trägt keine *C. tetani.* Die Idee dahinter ist vielmehr, dass, wenn ein Nagel so lange draußen gelegen hat, um rostig geworden zu sein, er auch Erde ausgesetzt gewesen ist, die diesen Erreger enthalten kann. Die Hohlräume im Rost können den Schmutz verbergen, und eine tiefe offene Wunde erlaubt den *C. tetani* sich zu vermehren.

Warum sind Popel grün?

Ich werde häufig gefragt, ob ich etwas wirklich eklig finde oder ob ich mittlerweile gegen alles abgehärtet bin. Die Antwort lautet: Ja, es gibt so einiges, was ich eklig finde, dazu gehören Füße, und an zweiter Stelle ist es Schnodder. Allein schon, um die Antwort auf Ihre Frage zu schreiben, muss ich mich winden. Ihr Rotz sollte wirklich nicht immer grün sein – eigentlich nur, wenn Sie erkältet sind. Der Schleim bei einem gesunden Menschen ist normalerweise weiß oder klar, obwohl er im Anfangsstadium einer Erkältung immer noch klar sein kann, wenn er auch in großen Mengen auftritt! Brauner oder graubrauner Nasenschleim ist bei Rauchern weit verbreitet und bekommt seine Farbe durch den Teer, der sich am Schleim festsetzt. Rostfarbenes oder mit Blut durchsetztes Sekret kann auf eine ernstere Erkrankung wie Lungenentzündung oder Blutungen der Atemwege hindeuten, die wiederum Anzeichen für Krebs sein können. Und dann gibt es noch grünen Rotz, der immer dann entsteht, wenn man unter einer Infektion leidet. Das hängt mit den Immunprozessen zusammen, die während einer Erkältung ablaufen. Der Schleim in Ihrer Nase dient als Barriere gegen Krankheitskeime, Staub oder andere gesundheitsschädliche Stoffe, die wir jeden Tag haufenweise einatmen. All diese Substanzen werden von dem Schleim abgefangen und, wenn nötig, vom Immunsystem abgetötet. Bestimmte Zellen, Neutrophile, bekämpfen eindringende Krankheitserreger, indem sie sie umschließen und durch Verdauungsenzyme vernichten. Einige dieser Enzyme, beispielsweise Laktoferrin, benötigen Eisen, um optimal funktionieren zu können. Ein weiteres Enzym, Myeloperoxidase, produziert eine antiseptische Hypochlorsäure, dieselbe Sorte Bleiche, mit der auch Schwimmbäder desinfiziert werden. Interessanterweise sind es ähnliche eisenhaltige Enzyme, die auch die Wasabi-Pas-

Wussten Sie, dass …

Koalas und Menschenaffen die einzigen Tiere sind, die einmalige Fingerabdrücke haben? Menschen, Affen und Koalas sind im Tierreich einmalig aufgrund der kleinen Muster auf den Fingerspitzen der Hände. Studien an Primaten haben ergeben, dass sogar geklonte Lebewesen individuelle Fingerabdrücke haben.

te aus japanischem Meerrettich grün färben. Seltsam – aber Wasabi mag ich auch nicht! Jedenfalls ist Ihr Schleim grün, wenn Sie erkältet sind, weil darin Eisen zum Bekämpfen der Erreger enthalten ist – eisenhaltige Verbindungen sind grün.

Wussten Sie, dass …
Ihre Ohren mehr Ohrenschmalz abgeben, wenn Sie Angst haben? Die chemischen Stoffe und Hormone, die bei Angst freigesetzt werden, können Ihren Körper unbemerkt beeinflussen, wie im Fall von Ohrenschmalz. Allerdings ist der Grund dafür bisher noch nicht entdeckt worden.

Ich bin wirklich kitzlig, wenn mich jemand berührt, aber warum kann ich mich nicht selbst kitzeln?

Auch diejenigen, die extrem kitzlig sind, können sich nicht selbst kitzeln. Der Grund liegt darin, dass Ihr Gehirn aufgrund der verfügbaren Informationen voraussagt, dass Sie gekitzelt werden. Wenn Sie zum Beispiel Ihre Finger bewegen, weiß und spürt das Hirn, woher das Kitzeln rührt. Daher reagiert es nicht in der Art und Weise wie gewohnt, wenn Sie jemand anderes kitzelt.

Ich erinnere mich daran, dass uns ein Dozent erklärte, dass wir immer nur durch ein Nasenloch atmen. Stimmt das, und wenn ja, warum haben wir dann zwei?

Erstaunlicherweise stimmt das. Das Phänomen wurde 1895 von Kayser, einem deutschen Rhinologen aus Breslau, entdeckt und erläutert. Er hat herausgefunden, dass

Menschen einen nasalen Kreislauf haben, der vom Ausdehnen und Zusammenziehen der Venen in der Nase abhängt. Die Venen bilden ein schwammartiges Gewebe, vergleichbar mit dem Schwellkörper des Penis, das besonders gut an der vorderen Nasenscheidewand und an der unteren Nasenmuschel (dem unteren Nasengang) entwickelt ist.

Im Laufe des Tages wechseln sie sich ungefähr alle vier Stunden ab, sodass die vergrößerten Gefäße erst das eine Nasenloch und dann das andere blockieren.

Das bedeutet, dass wir normalerweise nicht gleichmäßig durch beide Nasenlöcher atmen: Ein Nasenloch ist immer weiter geöffnet und lässt mehr Luft herein.

Jedoch ist das nicht bei allen Menschen der Fall. Auf ungefähr 85 Prozent der Personen trifft dieses Phänomen zu und kann durch die Position (beispielsweise, ob Sie aufrecht sitzen oder flach liegen), Allergien und Infektionen der oberen Atemwege beeinflusst werden.

Östliche Kulturen wussten darüber schon länger Bescheid als wir im Westen, da der Wechsel für verschiedene Atemübungen wichtig ist, etwa beim Pranayama im Yoga, und in verschiedenen Systemen alternativer Medizin eine Rolle spielt.

Wussten Sie, dass …

Ihr Körper genügend Wärme produziert, um circa zwei Liter Wasser innerhalb von 30 Minuten zum Kochen zu bringen? Wenn Sie den Film Matrix gesehen haben, können Sie sich vorstellen, welche Energie der menschliche Körper zu produzieren in der Lage ist. Wir verbrauchen eine Menge Kalorien, um die Körpertemperatur gleichmäßig bei 37 °C zu halten. Das reicht, um Wasser zum Brodeln zu bringen und sogar Pasta zu garen.

Register